REGNBOGASKÁLAR GLEÐINAR

Nærðu líkama þinn með 100 litríkum og næringarríkum skálum

Jakob Halldórsson

Höfundarréttarefni ©2024

Allur réttur áskilinn

Engan hluta þessarar bókar má nota eða senda á nokkurn hátt eða á nokkurn hátt án skriflegs samþykkis útgefanda og höfundarréttarhafa, nema stuttar tilvitnanir sem notaðar eru í umsögn. Þessi bók ætti ekki að koma í staðinn fyrir læknisfræðilega, lögfræðilega eða aðra faglega ráðgjöf.

EFNISYFIRLIT _

- EFNISYFIRLIT _ 3
- KYNNING 7
- REGNBOGA ÁVAXTASKÁLAR 9
- 1. KÓKOS VATNSMELÓNA SKÁL 10
- 2. VITAMIN BOOST AÇAÍ SKÁL 12
- 3. GOJI BERRY TROPICAL SMOOTHIE BOWL 14
- 4. AÇAÍ CHERRY SMOOTHIE BOWL 16
- 5. AÇAÍ SKÁL MEÐ SJÁVARMOSA 18
- 6. AÇAÍ MANGO MACADAMIA SKÁL 20
- 7. FLOWER POWER BRAZILIAN AÇAÍ SKÁL 22
- 8. KÓKOS KÍNÓA MORGUNVERÐARSKÁLAR 24
- 9. KÓKOS ACAI SKÁL 26
- 10. AÇAÍ BERJASKÁL MEÐ SÍTRÓNUGRASI 28
- 11. KÓKOS KIWI SKÁL 30
- 12. KÓKOSKIRSUBERJASKÁL 32
- 13. AÇAÍ SKÁL MEÐ HVÍTKÁLSMÍKRÓGRÆNUM 34
- 14. AÇAÍ SKÁL MEÐ BRASILÍSKUM HNETUM BLS 36
- 15. AÇAÍ BERJASKÁL MEÐ GRANATEPLI 38
- 16. GRÆN MATCHA SKÁL 40
- 17. AÇAÍ SKÁL MEÐ BANANA OG KÓKOSHNETU 42
- 18. KOTASÆLA ÁVAXTASKÁL 44
- 19. KÓKOSBERJA SMOOTHIE SKÁL 46
- 20. SQUASH GOJI SKÁLAR 48
- 21. GOJI OFURFÆÐA JÓGÚRTSKÁL 50
- 22. GOJI BERRY SMOOTHIE BOWL 52
- 23. KÓKOSBERJASKÁL 54
- 24. BÚDDA BERJASKÁL 56
- 25. GOJI BERJAJÓGÚRTSKÁL 58

26. KÓKOS FERSKJUSKÁL 60
27. BÚDDA SÚKKULAÐISKÁL 62
28. GOJI BERRY CHIA BÚÐINGSSKÁL 64
29. PITAYA BANANASKÁL 66
30. KÓKOS ANANAS SKÁL 68
31. DRAGON FRUIT OG GRANOLA JÓGÚRTSKÁL 70
32. DREKAÁVÖXTUR OG KIWI SALAT 72
33. PITAYA BERJASKÁL 74
34. PITAYA GRÆNA SKÁL 76
35. GRÆN AVÓKADÓSKÁL 78
36. KÓKOS PAPAYA SKÁL 80
37. BUDDHA TROPICAL BOWL 82
38. BÚDDA HNETUSMJÖRSSKÁL 84
39. KÓKOS MANGÓ SKÁL 86
40. EPLATA FARRO MORGUNVERÐARSKÁLAR 88
41. GRANATEPLI OG FREEKEH TABBOULEH SKÁLAR 90
42. C-VÍTAMÍN PAPAYA SKÁLAR 92
43. GOJI BERRY HAFRAMJÖLSSKÁL 94
44. GRÆN AÇAÍ SKÁL MEÐ ÁVÖXTUM OG BERJUM 96
45. BÚDDA GRÆNA SKÁL 98
46. GREEN POWER ÁVAXTASKÁL 100
47. BANANASKÁL MEÐ HNETUSMJÖRI 102
48. SÚKKULAÐI PRÓTEIN SKÁL 104
49. TOFU BERJASKÁL 106
50. GRÆN GYÐJA ÁVAXTASKÁL 108
REGNBOGA ÁVENGASALAT 110
51. FRAMANDI ÁVAXTASALAT 111
52. HÁTÍÐLEGT ÁVAXTASALAT 113
53. ÁVAXTASALAT Á VETURNA 115
54. RJÓMAKENNT SUÐRÆNT ÁVAXTASALAT 117
55. ÁVAXTASALAT Í FILIPPSEYSKUM STÍL 119

56. HAUPIA MEÐ FRAMANDI ÁVAXTASALATI 121
57. AMBROSIA ÁVAXTASALAT 123
58. ÁVAXTASALAT MEÐ MYNTUDRESSINGU 125
59. SRI LANKA ÁVAXTASALAT 127
60. MIMOSA ÁVAXTASALAT 129
61. MOJITO ÁVAXTASALAT 131
62. MARGARITA ÁVAXTASALAT 133
63. ÁVAXTA- OG HNETUSALAT 135
64. ÁVAXTASALAT MEÐ HNETUM 137
65. ÁVAXTA PARFAIT SALAT 139
REGNBOGA VEGGIE SALATSKÁLAR 141
66. REGNBOGASALAT 142
67. NASTURTIUM OG VÍNBERJASALAT 145
68. PANSY SALAT 147
69. GRÆNT SALAT MEÐ ÆTUM BLÓMUM 149
70. SUMARSALAT MEÐ TOFU OG ÆTUM BLÓMUM 151
REGNBOGA POKE SKÁLAR 154
71. DREKAÁVÖXTUR OG LAX POTA SKÁL 155
72. HAWAIIAN AHI POKE 157
73. TÚNFISKPOTTASKÁLAR MEÐ MANGÓ 159
74. KRYDDAÐUR TÚNFISKSKÁL 162
75. SHOYU OG KRYDDAÐUR MAYO LAX POKE BOWL 165
76. KALIFORNÍU EFTIRLÍKINGAR KRABBA POTA SKÁLAR 168
77. KRYDDAÐIR KRABBAPOTTASKÁLAR 170
78. RJÓMALÖGUÐ SRIRACHA RÆKJUPOTTASKÁLAR 173
79. FISKUR OG WASABI POTA SKÁL 176
80. KETO SPICY AHI TUNA POKE BOWL 179
81. LAX OG KIMCHI MEÐ MAYO POKE 181
82. KIMCHI LAXPOTA 183
83. SEARED TUNA POKE BOWLS 185
REGNBOGA SUSHI SKÁLAR 188

84. APPELSÍNUGULT SUSHI BOLLAR 189
85. HRÆRIÐ SUSHI SKÁL 192
86. SUSHISKÁL MEÐ EGGJUM, OSTUM OG GRÆNUM BAUNUM 194
87. PEACH SUSHI SKÁL 196
88. RATATOUILLE SUSHI SKÁL 198
89. STÖKKSTEIKT TOFU SUSHI SKÁL 200
90. AVÓKADÓ SUSHI SKÁL 203
REGNBOGA BUDDHA SKÁLAR 205
91. TOFU SCRAMBLE SKÁLAR MEÐ RÓSAKÁLUM 206
92. LINSUBAUNIR OG REYKTUR LAX NIÇOISE SKÁLAR 209
93. REYKTUR LAX OG SOBA NÚÐLUSKÁLAR 212
94. MAROKKÓSKAR LAX- OG HIRSISKÁLAR 214
95. TÆLENSKAR KÓKOS KARRÝSKÁLAR 217
96. GRÆNMETIS SUSHI SKÁLAR 220
97. BLÓMKÁLSFALAFEL KRAFTSKÁLAR 223
98. BLACK BEAN OG CHORIZO SKÁLAR 226
99. SLOW COOKER CONGEE MORGUNVERÐARSKÁLAR 229
100. BÓKHVEITI OG SVARTBAUNA MORGUNVERÐARSKÁLAR 232
NIÐURSTAÐA 234

KYNNING

Verið velkomin í "REGNBOGASKÁLAR GLEÐINAR", matreiðsluævintýri sem fer yfir hið venjulega og býður þér inn í heim þar sem hver litur á disknum þínum er loforð um bæði næringu og hreina ánægju. Í samfélagi sem oft einkennist af hröðum lífskjörum og flýtilegum máltíðum, standa þessar regnbogaskálar sem leiðarljós gleði – fagnaðarefni nærandi kraftsins sem er að finna í líflegu litrófi góðæris náttúrunnar.

Ímyndaðu þér að stíga inn í eldhús þar sem líflegir litir ferskra afurða skapa töfrandi litatöflu, og hvert hráefni er pensilstrokur í striga heilnæmrar máltíðar. "REGNBOGASKÁLAR GLEÐINAR" eru ekki bara safn uppskrifta; þau eru kveðja til þeirrar gleði sem fylgir því að faðma fjölbreytt úrval hráefna sem hvert um sig stuðlar að vellíðan þinni á einstakan hátt.

Í þessari matreiðslubók förum við í ferðalag um bragði og liti og skoðum næringarríkið sem hvert hráefni færir á borðið. Hver skál er matreiðslumeistaraverk, sinfónía áferðar og bragða sem setur ekki aðeins matarlystina heldur nærir líkamann þinn innan frá.

Hvort sem þú ert einhver sem er vel kunnugur í heimi hollrar fæðu eða nýliði sem er áhugasamur um að kanna möguleikana á gleðilegri næringu, þá er þessi matreiðslubók leiðarvísir þinn. Við skulum kafa saman inn í heim þar sem hver skál er hátíð, hvert hráefni er uppspretta lífskrafts og hver biti er augnablik hreinnar gleði.

Svo, með opnu hjarta og matarlyst fyrir bæði lit og næringu, láttu síðurnar í "Rainbow Bowls of Joy" vera innblástur þinn. Megi eldhúsið þitt fyllast af lífinu og góðgæti sem kemur frá því að umfaðma regnboga af bragði. Hér er gleðilegt líf, ein litrík skál í einu!

REGNBOGA Ávaxtaskálar

1. Kókos vatnsmelóna skál

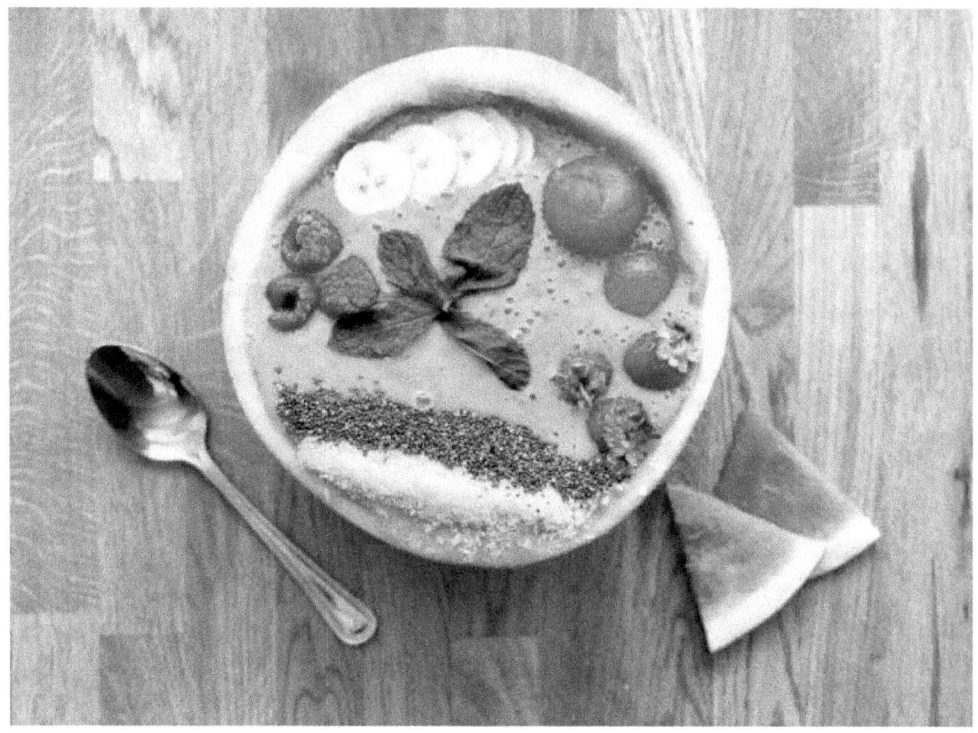

Hráefni:
- 1 bolli frosnir vatnsmelónubitar
- 1/2 bolli kókosmjólk
- 1/2 frosinn banani
- 1 msk myntulauf
- Álegg: sneiddur banani, ferskir vatnsmelónubitar, rifin kókos og granóla.

LEIÐBEININGAR

a) Blandið frosnum vatnsmelónubitum, kókosmjólk, frosnum banana og myntulaufum saman í blandara þar til slétt. Hellið blöndunni í skál og bætið álegginu út í.

2. Vitamin Boost Açaí skál

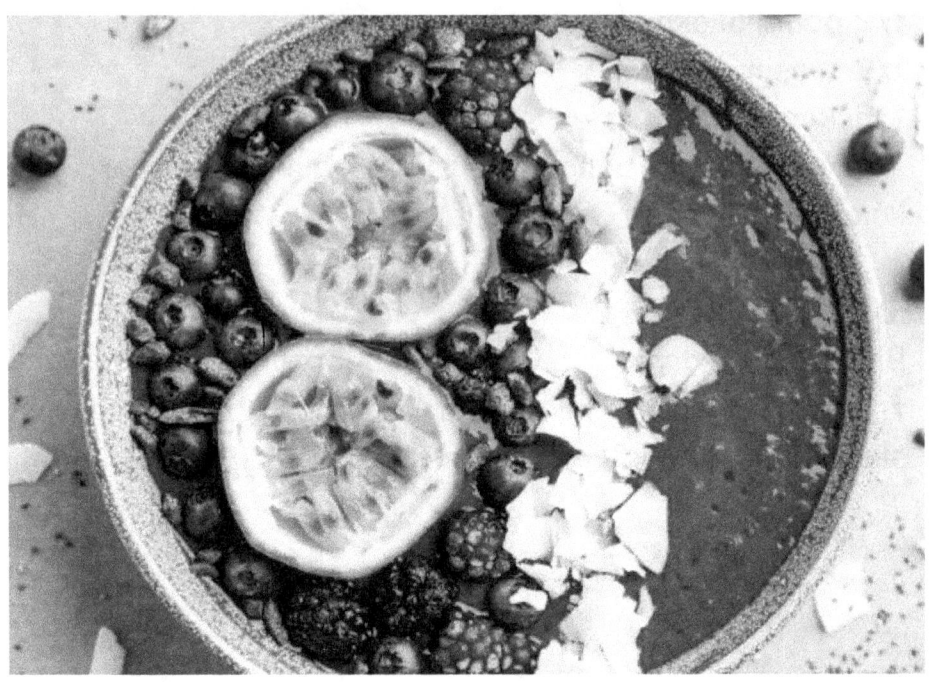

HRÁEFNI:

- ½ Açaí mauk
- 1 bolli bláber
- ½ Þroskað avókadó
- 1 bolli kókosvatn eða mjólkurlaus
- ½ bolli mjólkurlaus jógúrt
- 1 msk hnetusmjör
- 1 matskeið Kókosolía

LEIÐBEININGAR

a) Setjið allt í blandara og njótið.
b) Ef þú vilt gera það að skál: bæta við meira Açaí mauki og frosnum banana.
c) Blandið þar til þykkt, hellið í skál og toppið með uppáhalds ferskum ávöxtum þínum.

3. Goji Berry Tropical Smoothie Bowl

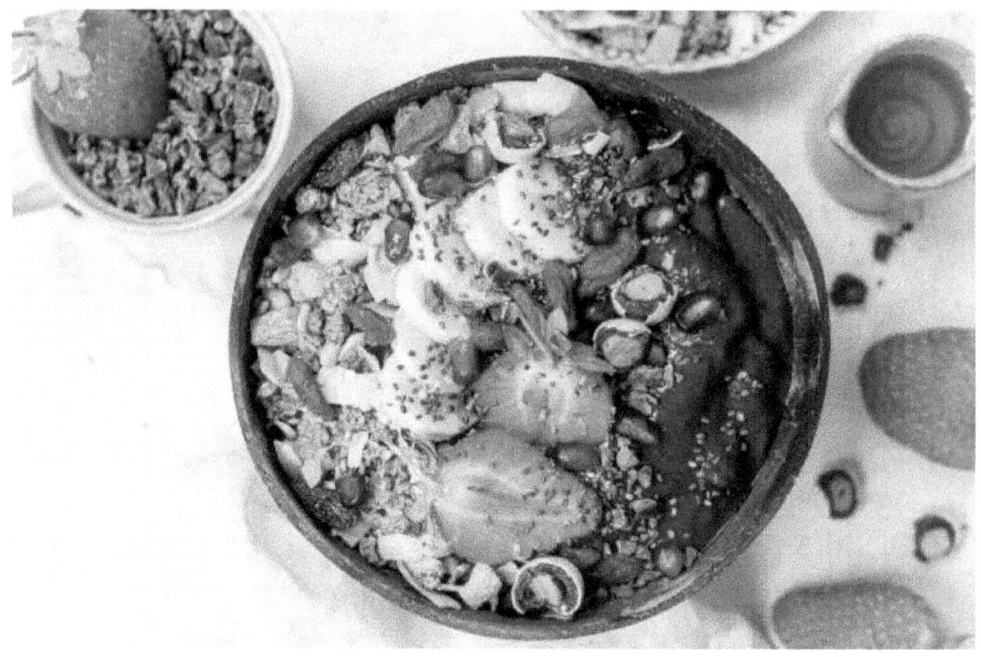

HRÁEFNI:

- 1 bolli frosinn blandaður suðrænum ávöxtum
- 1/2 frosinn banani
- 1/2 bolli kókosmjólk
- 1/4 bolli goji ber
- Álegg: niðurskorinn banani, fersk ber, rifin kókos og granóla.

LEIÐBEININGAR

a) Blandið frosnum blönduðum suðrænum ávöxtum, frosnum banana, kókosmjólk og goji berjum saman í blandara þar til slétt er.
b) Hellið blöndunni í skál og bætið álegginu út í.

4. Açaí Cherry Smoothie Bowl

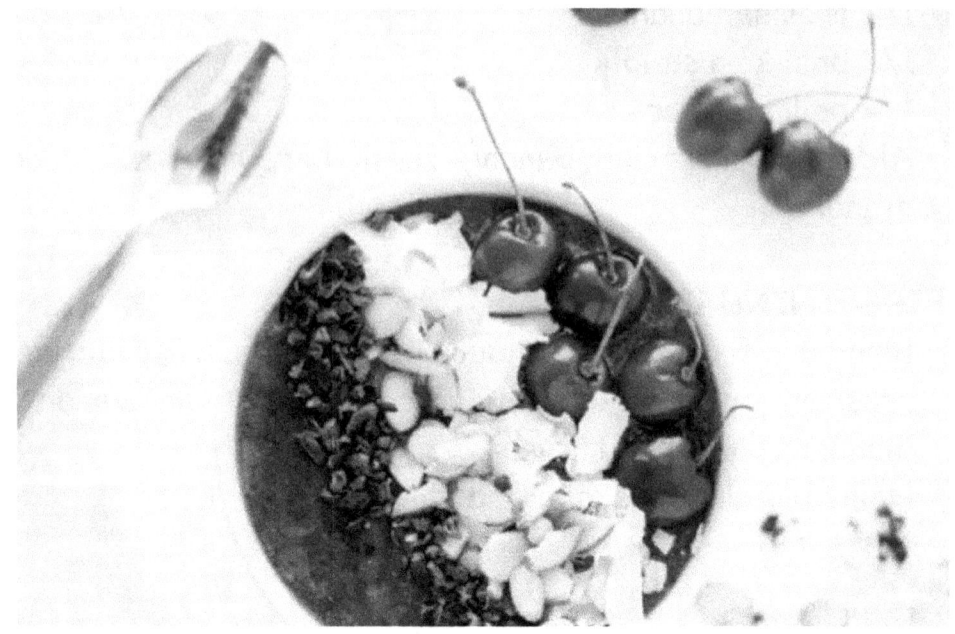

Hráefni:
- 4 matskeiðar kókosjógúrt
- ½ bolli frosið Açaí sem má ausa
- 2 bananar, ferskir eða frosnir
- ½ bolli frosin kirsuber
- 1 cm stykki af fersku engifer

Álegg:
- Cashew smjör
- Kókosjógúrt
- Fíkjur, sneiddar
- Dökkir súkkulaðibitar
- Bláberjum
- Kirsuber

LEIÐBEININGAR

a) Bætið fyrst kókosjógúrtinni áður en restinni af innihaldsefnunum er bætt í blandaraílátið og festið lokið.
b) Blandið á hátt í 55 sekúndur þar til það er kremkennt.
c) Skelltu í uppáhalds kókosskálina þína, leggðu yfir áleggina og njóttu!

5. Açaí skál með sjávarmosa

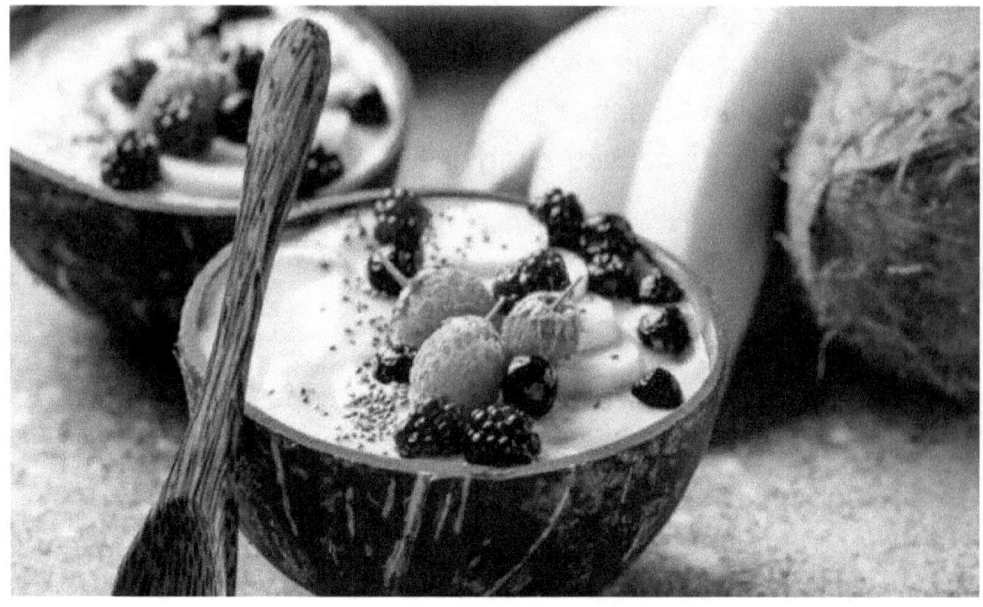

HRÁEFNI:
- Sjávarmosi
- Açaí berjamauk
- ½ bolli granóla
- 2 matskeiðar af maca dufti
- 2 matskeiðar af kakódufti
- 1 matskeið af möndlusmjöri
- Ávextir að eigin vali
- Kanill

LEIÐBEININGAR
a) Blandið hráefninu saman og bætið nokkrum ferskum ávöxtum ofan á.
b) Njóttu.

6. Açaí Mango Macadamia skál

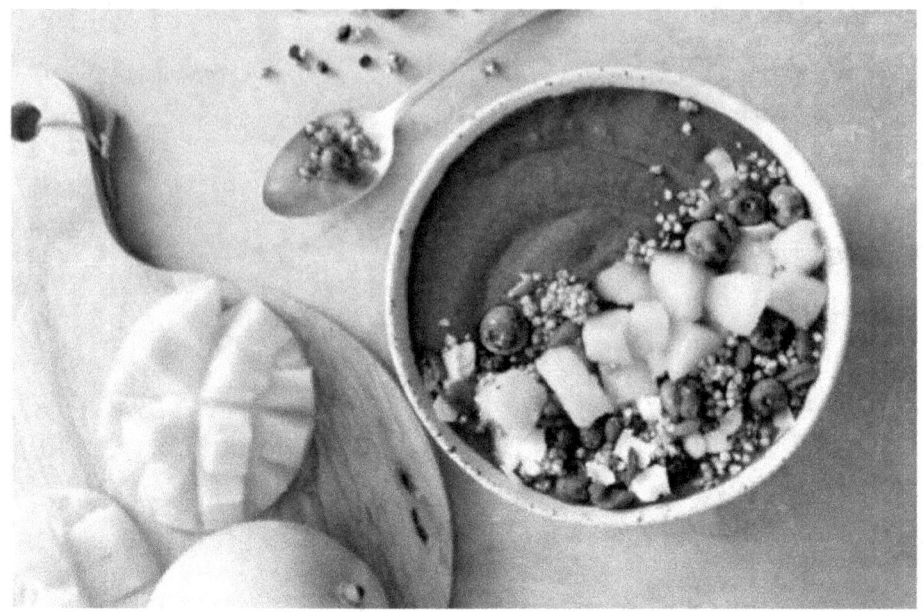

HRÁEFNI:

- ½ Açaí mauk
- 1 frosinn banani
- ½ bolli frosið mangó
- ¼ bolli makadamíuhnetumjólk
- Handfylli af kasjúhnetum
- 2 myntugreinar
- Álegg: Mangó í sneiðar, niðursneiddir bananar, ristaðar kókoshnetusneiðar

LEIÐBEININGAR

a) Blandið öllu hráefninu saman , toppið og njótið mangó macadamia Açaí skálarinnar!

7.Flower Power Brazilian Açaí skál

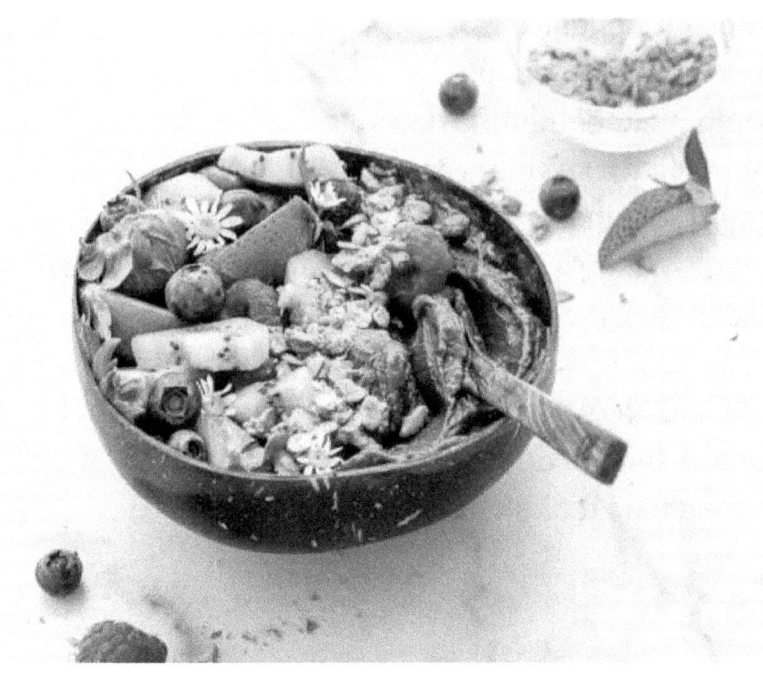

HRÁEFNI:
FYRIR AÇAÍ
- 200 g frosið açaí
- ½ banani, frosinn
- 100ml kókosvatn eða möndlumjólk

ÁFLYTTIR
- Granóla
- Ætandi blóm
- ½ banani, saxaður
- ½ matskeið hrátt hunang
- Granatepli fræ
- Rifin kókos
- Pistasíuhnetur

LEIÐBEININGAR
a) Bættu einfaldlega açaí og banana í matvinnsluvél eða blandara og blandaðu þar til slétt.
b) Það fer eftir því hversu öflug vélin þín er, þú gætir þurft að bæta við smá vökva til að gera hana kremkennda. Byrjaðu á 100 ml og bættu við eftir þörfum.
c) Hellið í skál, bætið við álegginu og njótið!

8. Kókos kínóa morgunverðarskálar

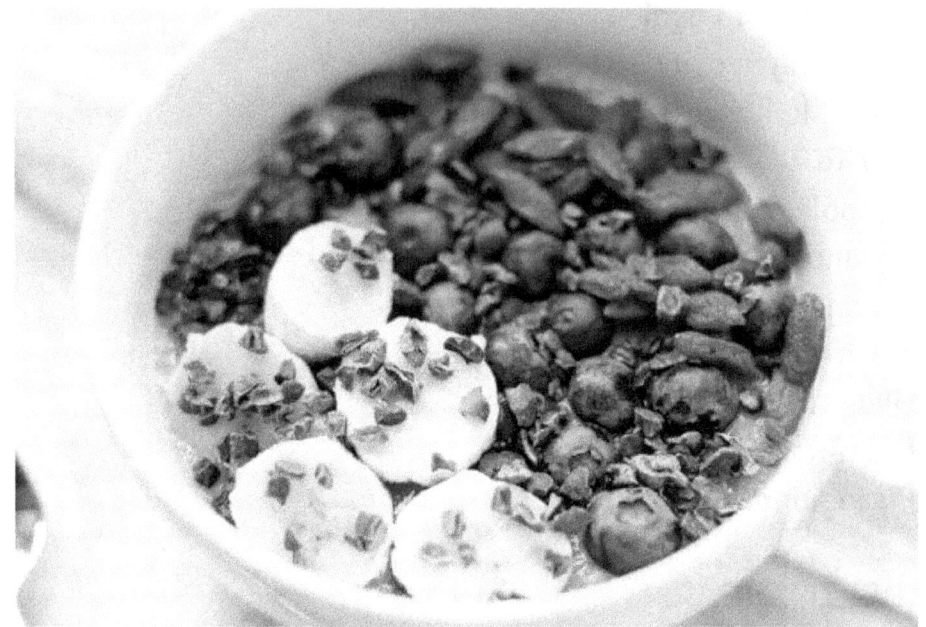

HRÁEFNI:
- 1 matskeið kókosolía
- 1½ bolli rautt eða svart kínóa, skolað
- 14 aura dós af ósykri léttri kókosmjólk
- 4 bollar af vatni
- Fínt sjávarsalt
- matskeiðar hunang, agave eða hlynsíróp
- 2 tsk vanilluþykkni
- Kókosjógúrt
- Bláberjum
- Goji ber
- Ristað graskersfræ
- Ristar ósykraðar kókosflögur

LEIÐBEININGAR

a) Hitið olíuna í potti yfir meðalhita. Bætið kínóa og ristuðu í um það bil 2 mínútur, hrærið oft. Hrærið hægt saman við dósina af kókosmjólk, vatninu og klípu af salti. Kínóaið mun kúla og spretta í fyrstu en mun fljótt setjast.

b) Látið suðuna koma upp, setjið lok á, lækkið hitann í lágan og látið malla þar til það er orðið mjúkt, rjómakennt, um það bil 20 mínútur. Takið af hellunni og hrærið hunangi, agave, hlynsírópi og vanillu saman við.

c) Til að bera fram, skiptið quinoa á milli skálar. Toppið með auka kókosmjólk, kókosjógúrt, bláberjum, goji berjum, graskersfræjum og kókosflögum.

9.Kókos Acai skál

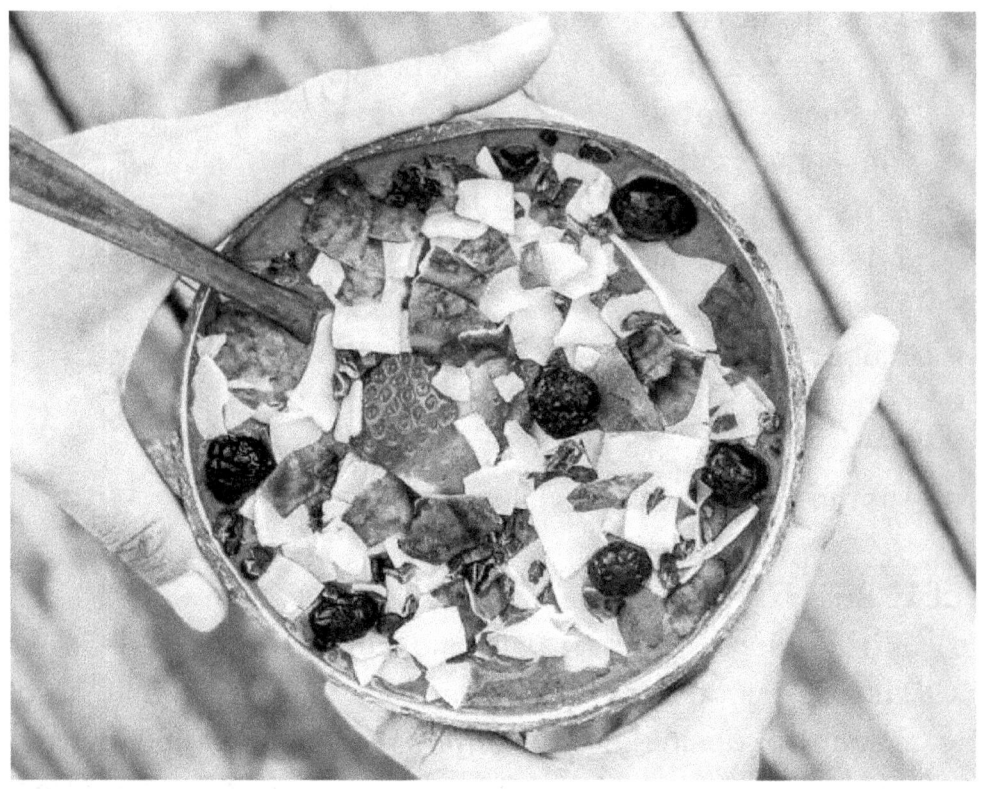

HRÁEFNI:
- 1 pakki af frosnu acai mauki
- 1/2 frosinn banani
- 1/2 bolli kókosmjólk
- 1/4 bolli frosin bláber
- 1 msk hunang
- Álegg: niðurskorinn banani, rifinn kókos, granóla og fersk ber.

LEIÐBEININGAR
a) Blandið acai maukinu, frosnum banana, kókosmjólk, bláberjum og hunangi saman í blandara þar til það er slétt.
b) Hellið blöndunni í skál og bætið álegginu út í.

10. Açaí Berjaskál með sítrónugrasi

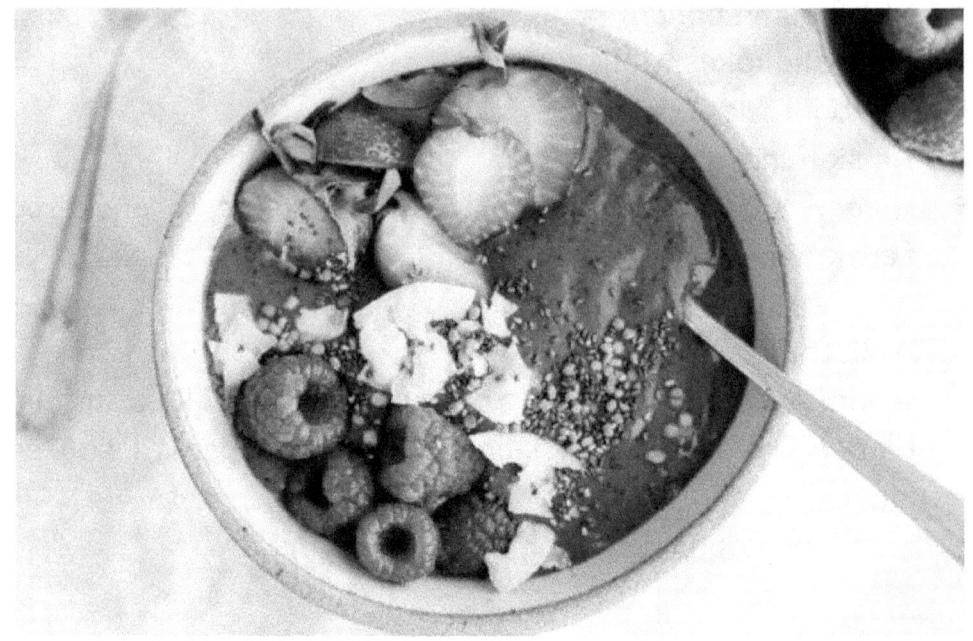

Hráefni:
- 2 matskeiðar af ferskum hindberjum
- 2 matskeiðar fersk brómber
- 2 matskeiðar af ferskum bláberjum
- 2 matskeiðar ferskar sólber
- 2 tsk Açaí berjaduft
- 800ml sítrónugrasinnrennsli, kalt
- smá sódavatn
- ögn af hlynsírópi eða ögn af stevíudufti

LEIÐBEININGAR

a) Setjið fersk ber og Açaí berjaduft í blandara eða matvinnsluvél, bætið sítrónugrasi innrennsli út í og blandið saman í slétta, silkimjúka áferð.
b) Ef nauðsyn krefur, bætið við smá sódavatni til að ná þeirri samkvæmni sem þú vilt.

11. Kókos Kiwi skál

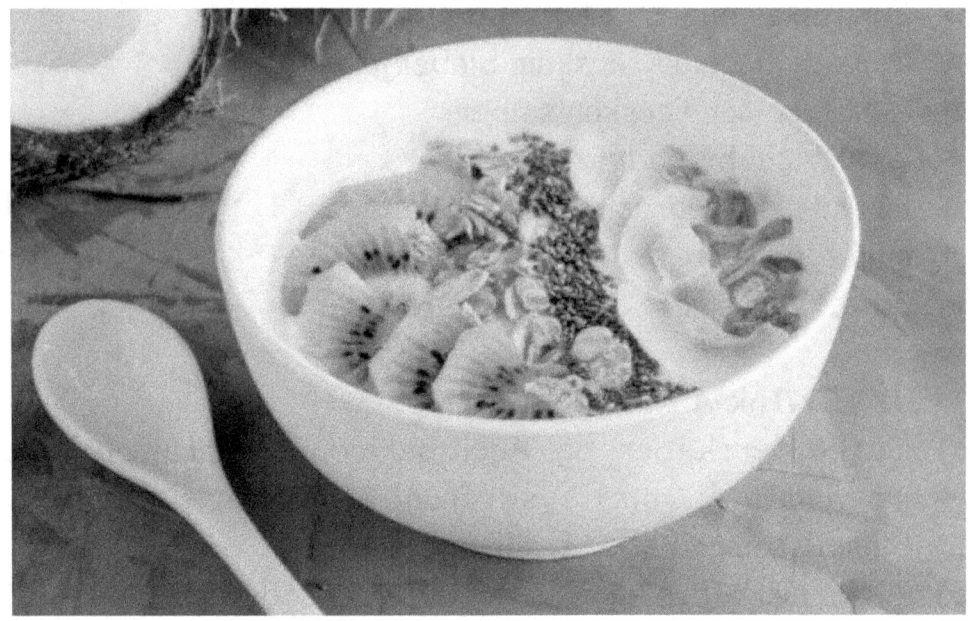

HRÁEFNI:
- 1/2 bolli frosið kiwi
- 1/2 bolli kókosmjólk
- 1/2 frosinn banani
- 1 msk hörfræ
- Álegg: niðurskorinn banani, ferskar kiwi sneiðar, rifin kókos og granóla.

LEIÐBEININGAR
a) Blandið frosnu kiwi, kókosmjólk, frosnum banana og hörfræ í blandara þar til það er slétt.
b) Hellið blöndunni í skál og bætið álegginu út í.

12. Kókoskirsuberjaskál

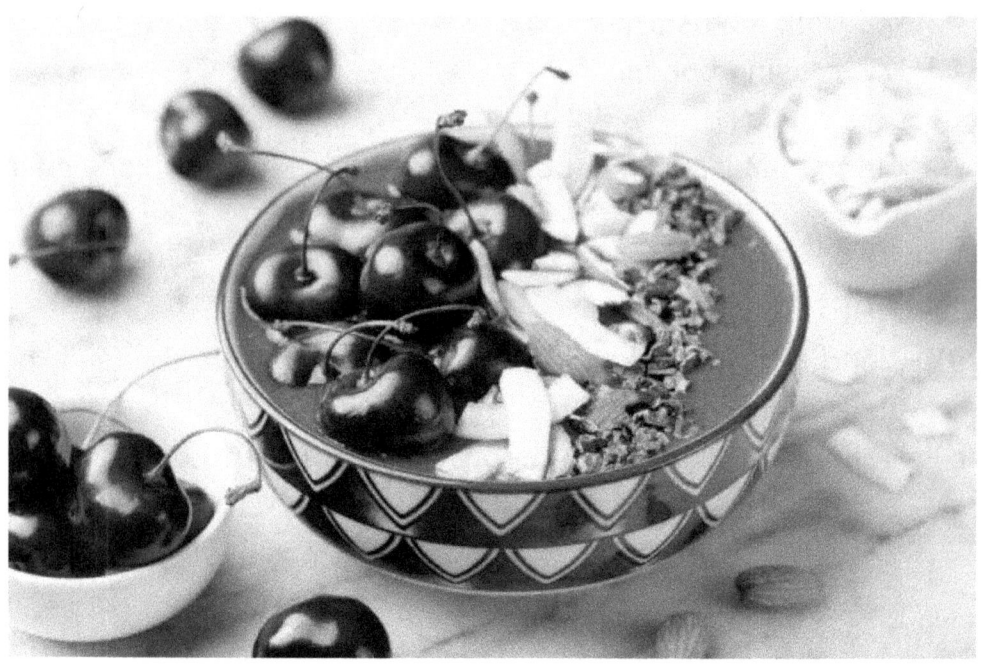

HRÁEFNI:
- 1/2 bolli frosin kirsuber
- 1/2 bolli kókosmjólk
- 1/2 frosinn banani
- 1 msk kakónibs
- Álegg: niðurskorinn banani, fersk kirsuber, rifin kókos og granóla.

LEIÐBEININGAR
a) Blandið frosnum kirsuberjum, kókosmjólk, frosnum banani og kakónibs saman í blandara þar til það er slétt.
b) Hellið blöndunni í skál og bætið álegginu út í.

13. Açaí skál með hvítkálsmíkrógrænum

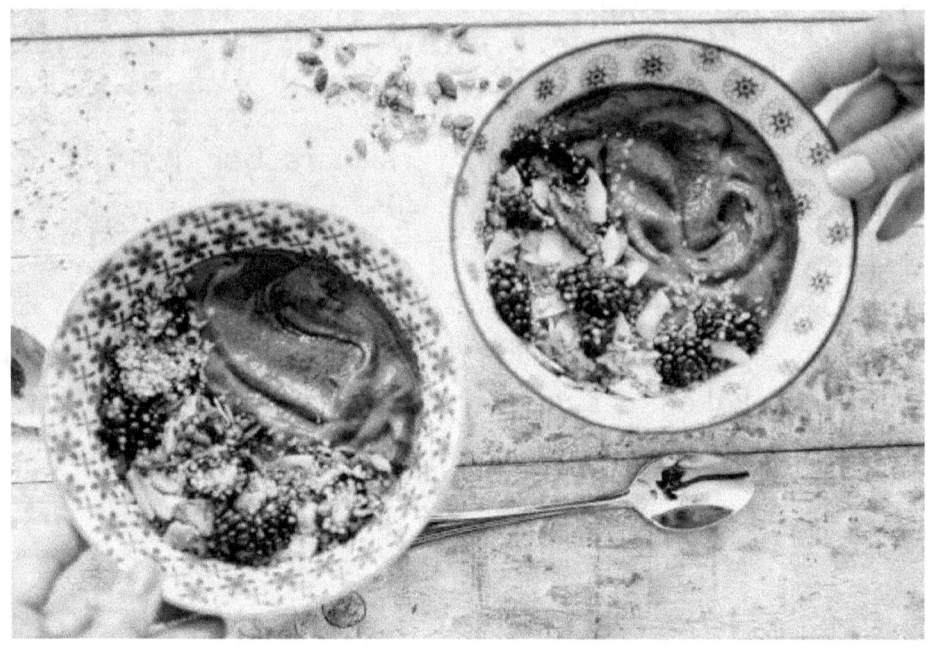

HRÁEFNI:
- ½ bolli af hvítkáli örgrænu
- 1 frosinn banani
- 1 bolli frosin rauð ber
- 4 matskeiðar af Açaí dufti
- ¾ bolli möndlu- eða kókosmjólk
- ½ bolli grísk jógúrt
- ¼ teskeið af möndluþykkni

SKREYTA:
- Ristar kókosflögur
- Ferskir ávextir eins og ferskjusneiðar, bláber, hindber, brómber, jarðarber eða kirsuber.
- Granola eða ristaðar hnetur/fræ
- Dreypa af hunangi

LEIÐBEININGAR
a) Blandið mjólkinni og jógúrtinni saman í stórum hraðblöndunartæki. Bætið við frosnum ávöxtum Açaí, káli og möndluþykkni. Haltu áfram að blanda á lágu þar til slétt, bætið aðeins við viðbótarvökva ef þarf. Það ætti að vera þykkt og rjómakennt, eins og ís!

b) Skiptið smoothie í tvær skálar og toppið það með öllu uppáhalds álegginu þínu.

14. Açaí skál með brasilískum hnetum bls

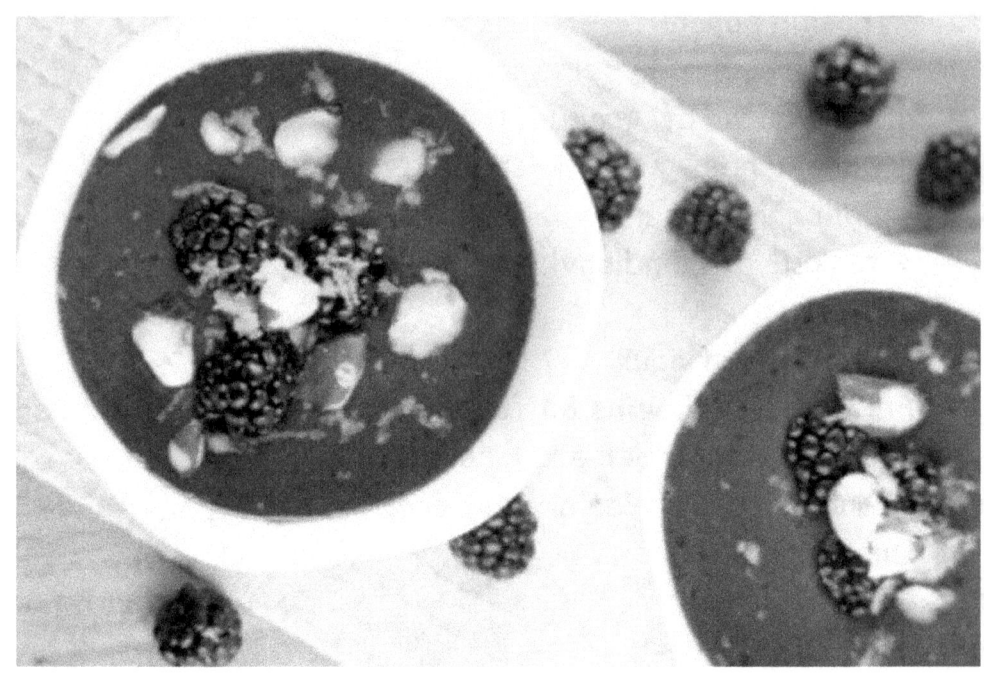

Hráefni:
- ½ bolli Brasilíuhnetur
- 2 apríkósur, lagðar í bleyti
- 1½ bolli vatn
- 1 msk Açaí duft
- ¼ bolli brómber, frosin
- 1 klípa af salti

LEIÐBEININGAR

a) Blandið brasilhnetum saman við vatn og sigtið í gegnum vírsíu.

b) Blandið saman við öll önnur hráefni.

15. Açaí Berjaskál með granatepli

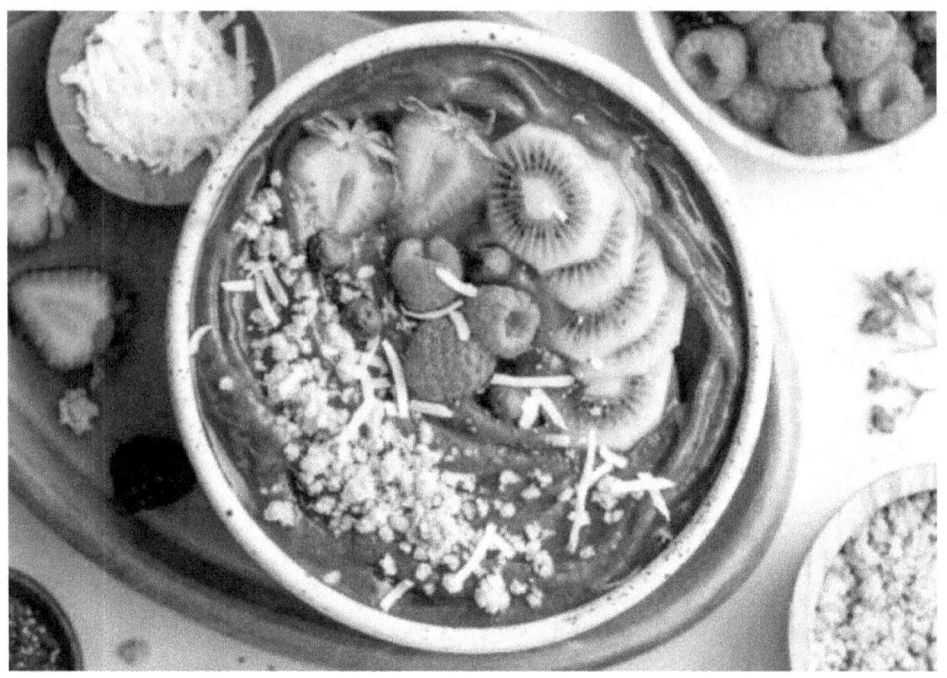

Hráefni:

- 8 aura af frosnu Açaí mauki, þíða
- 1 bolli frosin hindber
- 1 bolli frosin bláber
- 1 bolli frosin brómber
- 1 bolli frosin jarðarber
- ½ bolli granatepli fræ
- 1½ bolli granateplasafi

LEIÐBEININGAR

a) Blandið Açaí, hindberjum, bláberjum, brómberjum, jarðarberjum og granateplafræjum saman í stóra skál. Skiptu blöndunni í 4 ziplock frystipoka. Frystið í allt að mánuð, þar til tilbúið til framreiðslu.

b) Setjið innihald eins poka í blandara, bætið við rausnarlegum ⅓ bolla af granateplasafa og blandið þar til slétt er. Berið fram strax.

16. Grøn Matcha skål

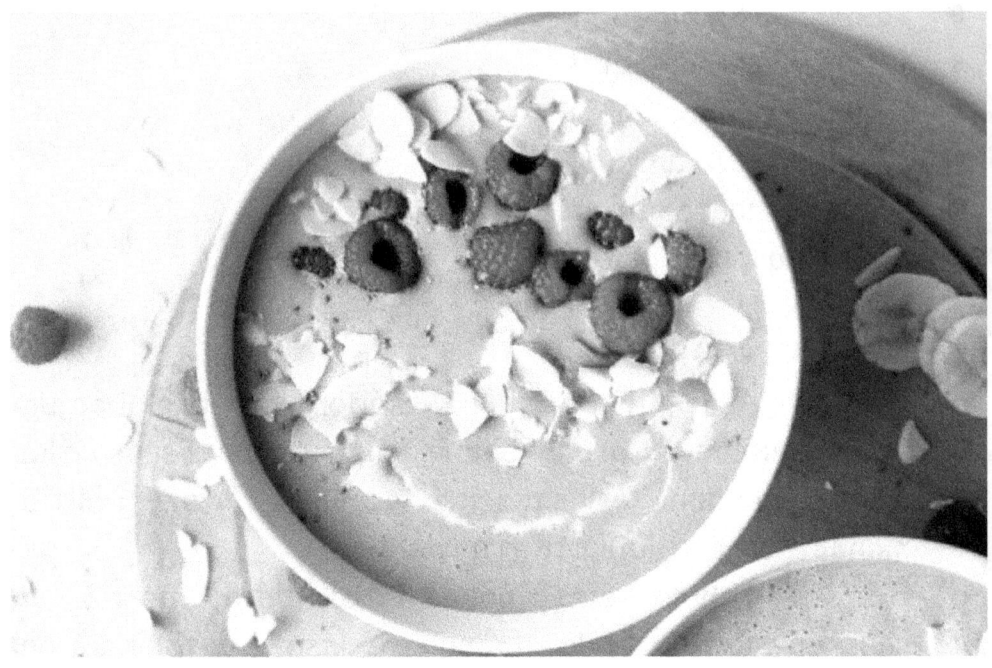

Hráefni:
- 1 frosinn banani
- 1/2 bolli frosin blönduð ber
- 1 tsk matcha duft
- 1/2 bolli möndlumjólk
- Álegg: sneiddur banani, fersk ber og granóla.

LEIÐBEININGAR

a) Blandið frosnum banana, frosnum blönduðum berjum, matchadufti og möndlumjólk saman í blandara þar til það er slétt.
b) Hellið blöndunni í skál og bætið álegginu út í.

17. Açaí skál með banana og kókoshnetu

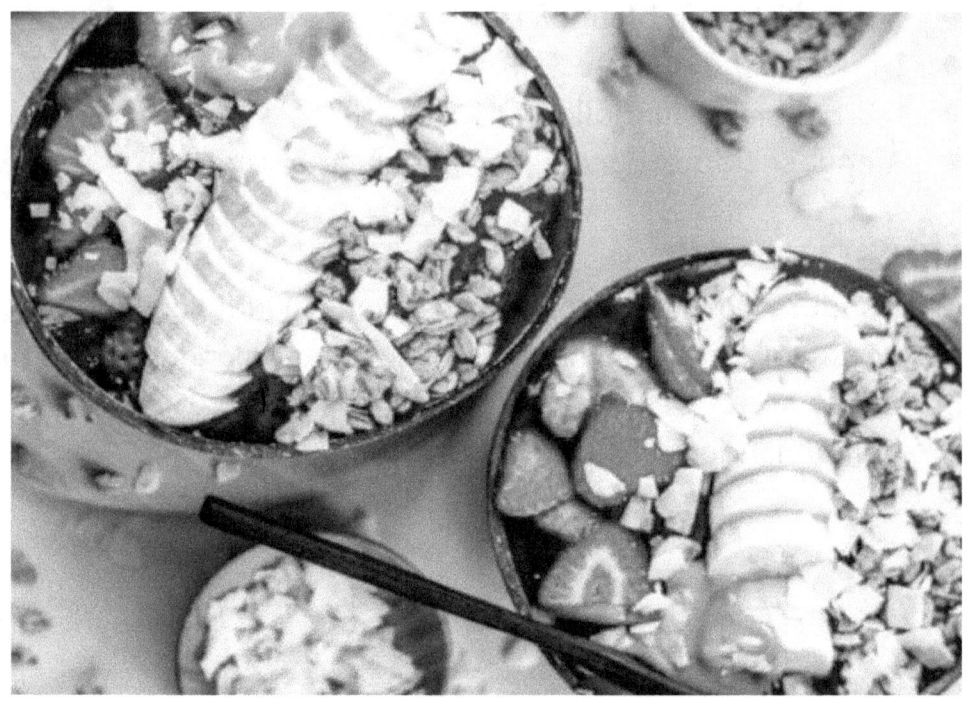

Hráefni:
- ¾ bolli eplasafi
- ½ bolli Kókosjógúrt
- 1 banani
- 2 bollar frosin blönduð ber
- 150 g frosið Açaí mauk

Álegg:
- Jarðarber
- Banani
- Granóla
- Kókosflögur
- Hnetusmjör

LEIÐBEININGAR:

a) Bætið eplasafanum og kókosjógúrtinni í blandarann þinn.

b) Bætið restinni af hráefnunum saman við og festið lokið. Veldu breytu 1 og stækkaðu hægt og rólega í breytu 10. Notaðu tamperinn til að þrýsta innihaldsefnum inn í blöðin og blandaðu í 55 sekúndur eða þar til slétt og rjómakennt.

18. Kotasæla ávaxtaskál

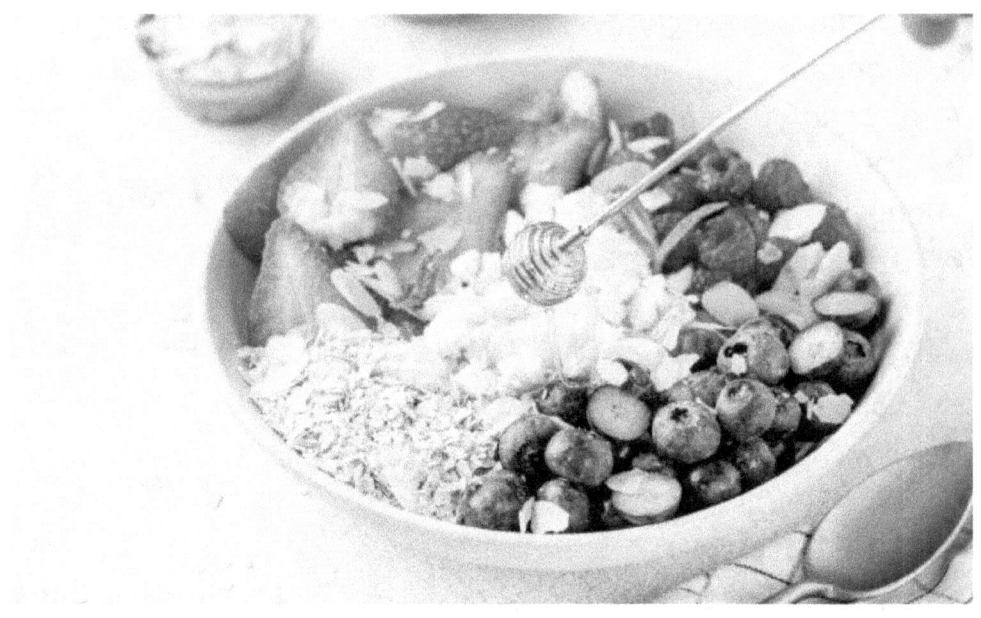

Hráefni:
- 1 bolli kotasæla
- 1/2 bolli sneiðar ferskjur
- 1/2 bolli sneið jarðarber
- 1/4 bolli saxaðar valhnetur
- 1 msk hunang

LEIÐBEININGAR
a) Blandið kotasælunni og hunanginu saman í skál.
b) Toppið með sneiðum ferskjum, sneiðum jarðarberjum og saxuðum valhnetum.

19. Kókosberja Smoothie skál

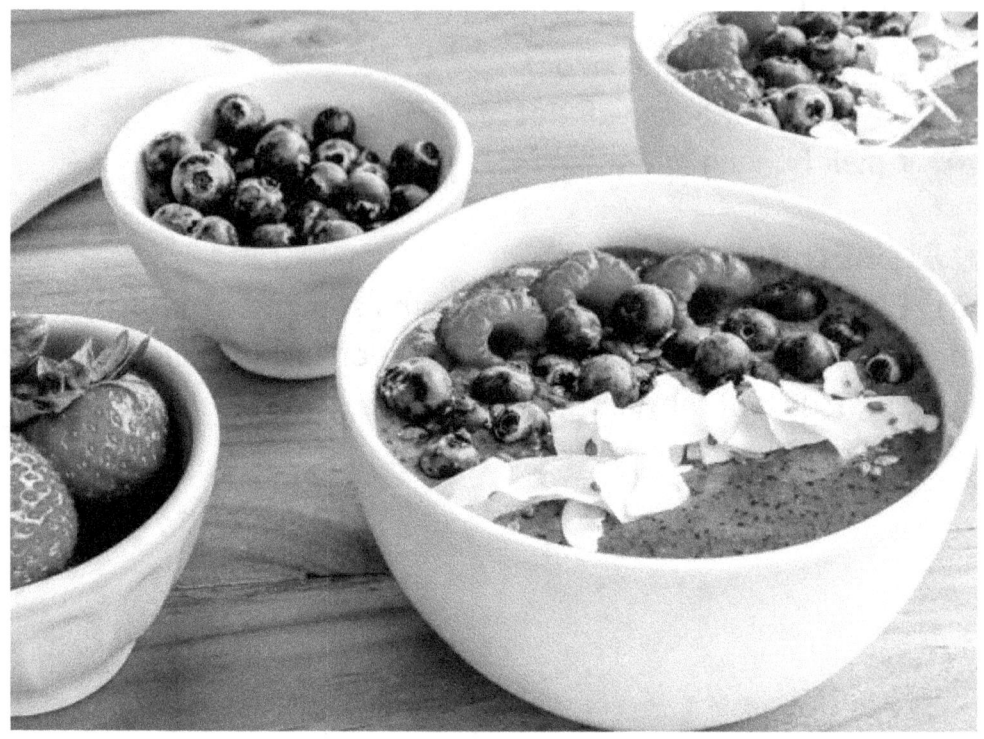

HRÁEFNI:

- 1 bolli frosin blönduð ber
- 1/2 bolli kókosmjólk
- 1 frosinn banani
- 1 msk hunang
- Álegg: niðurskorinn banani, fersk ber, rifin kókos og granóla.

LEIÐBEININGAR

a) Blandið frosnum blönduðu berjum, kókosmjólk, frosnum banana og hunangi saman í blandara þar til það er slétt.
b) Hellið blöndunni í skál og bætið álegginu út í.

20. Squash Goji skálar

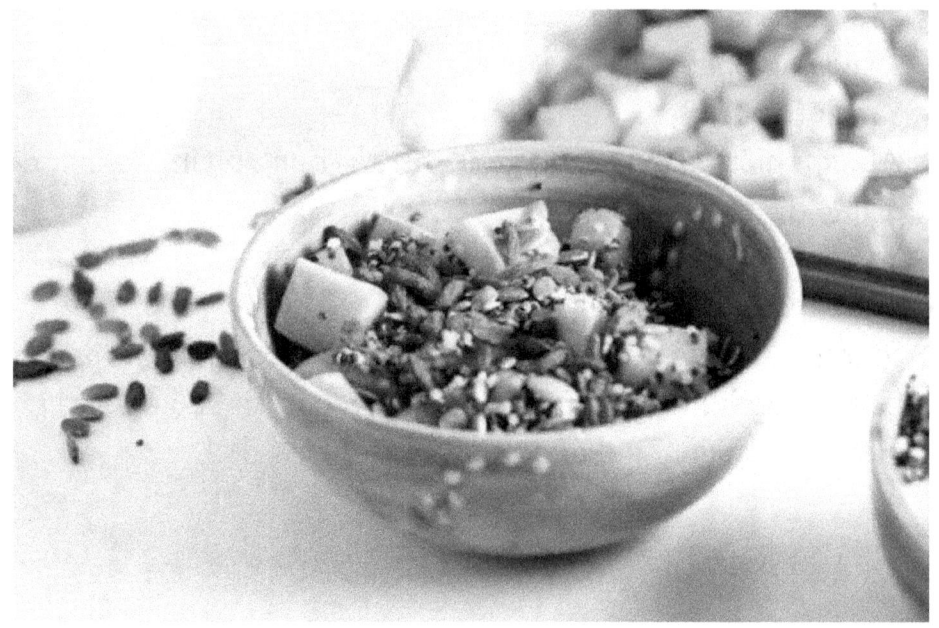

HRÁEFNI:
- 2 meðalstórir acorn leiðsögn
- 4 teskeiðar af kókosolíu
- 1 msk hlynsíróp eða púðursykur
- 1 tsk garam masala
- Fínt sjávarsalt
- 2 bollar hrein grísk jógúrt
- Granóla
- Goji ber
- Granatepli arils
- Saxaðar pekanhnetur
- Ristað graskersfræ
- Hnetusmjör
- Hampfræ

LEIÐBEININGAR
a) Forhitið ofninn í 375°F.
b) Skerið squashið í tvennt frá stilknum að botni. Skolið út og fargið fræjunum. Penslið hold hvers helmings með olíu og hlynsírópi og stráið síðan garam masala yfir og örlítið af sjávarsalti. Setjið squashið á bökunarplötu með skurðhliðinni niður. Bakið þar til það er mjúkt, 35 til 40 mínútur.
c) Snúið squashinu við og kælið aðeins.
d) Til að bera fram, fyllið hverja leiðsögn helming með jógúrt og granóla. Toppið með gojiberjum, granateplum, pekanhnetum og graskersfræjum, dreypið hnetusmjöri yfir og stráið hampfræjum yfir.

21. Goji ofurfæða jógúrtskál

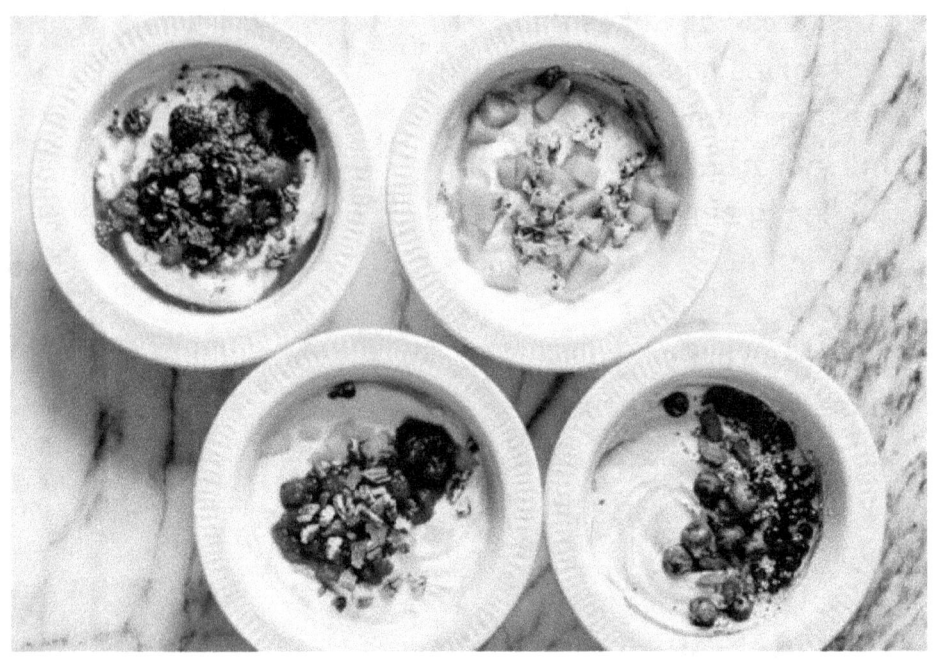

HRÁEFNI:

- 1 bolli grísk jógúrt
- 1 tsk Kakóduft
- ½ tsk vanilla
- Granatepli fræ
- Hampfræ
- Chia fræ
- Goji ber
- Bláberjum

LEIÐBEININGAR
a) Blandið öllu hráefninu saman í skál.

22. Goji Berry Smoothie Bowl

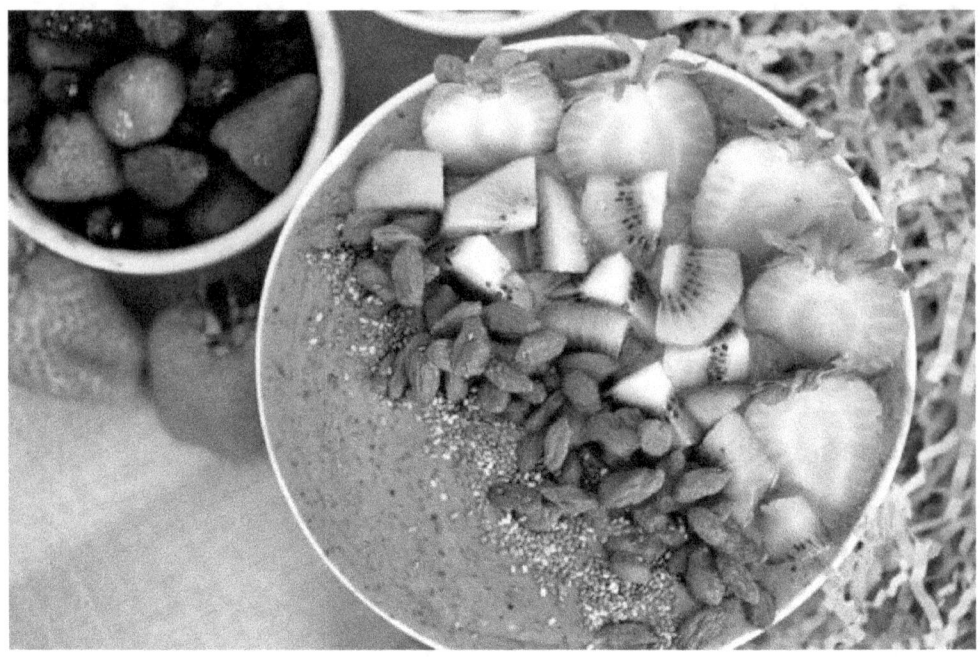

HRÁEFNI:

- 1/2 bolli frosin blönduð ber
- 1/2 frosinn banani
- 1/2 bolli möndlumjólk
- 1/4 bolli goji ber
- Álegg: niðurskorinn banani, fersk ber, rifin kókos og granóla.

LEIÐBEININGAR

a) Blandið frosnum blönduðu berjum, frosnum banana, möndlumjólk og goji berjum saman í blandara þar til slétt er.

b) Hellið blöndunni í skál og bætið álegginu út í.

23. Kókosberjaskál

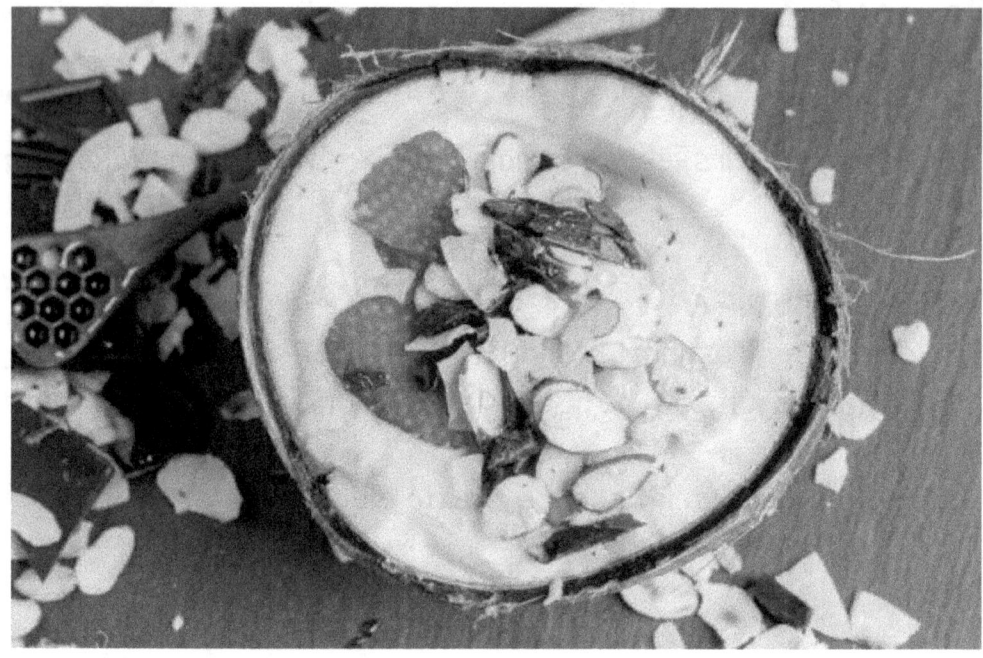

HRÁEFNI:
- 1/2 bolli frosin blönduð ber
- 1/2 bolli kókosmjólk
- 1/2 frosinn banani
- 1 msk möndlusmjör
- Álegg: niðurskorinn banani, fersk ber, rifin kókos og granóla.

LEIÐBEININGAR
a) Blandið frosnum blönduðum berjum, kókosmjólk, frosnum banana og möndlusmjöri í blandara þar til það er slétt.
b) Hellið blöndunni í skál og bætið álegginu út í.

24. Búdda berjaskál

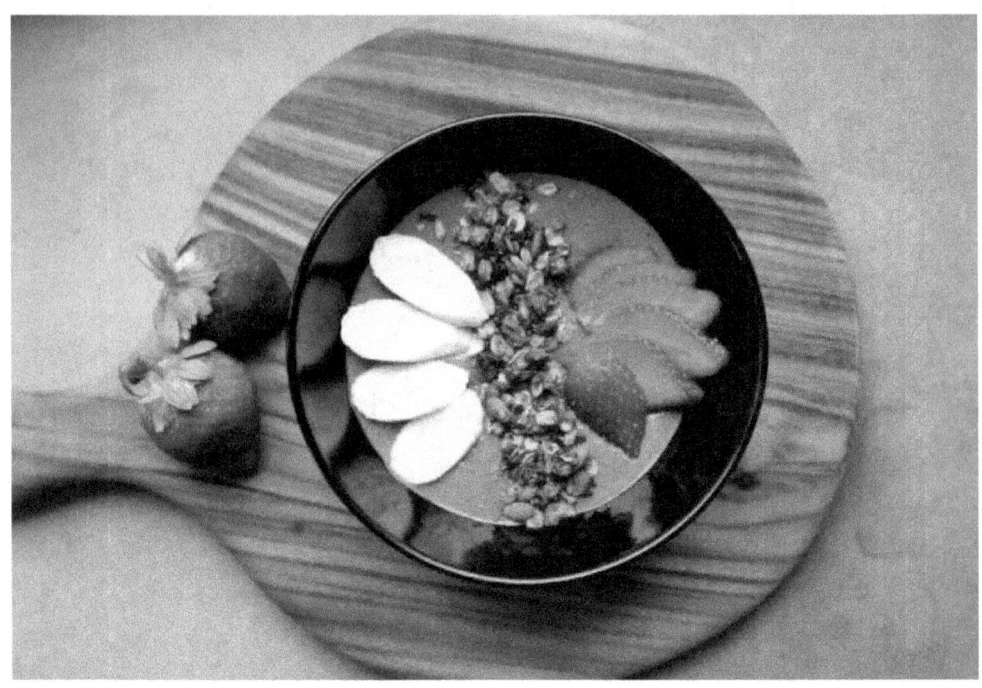

HRÁEFNI:
- 1/2 bolli frosin blönduð ber
- 1/2 frosinn banani
- 1/2 bolli grísk jógúrt
- 1/4 bolli granóla
- Álegg: niðurskorinn banani, fersk ber og rifin kókos.

LEIÐBEININGAR
a) Blandið frosnum blönduðum berjum, frosnum banana, grískri jógúrt og granóla saman í skál.
b) Toppið með sneiðum banana, ferskum berjum og rifnum kókoshnetu.

25. Goji berjajógúrtskál

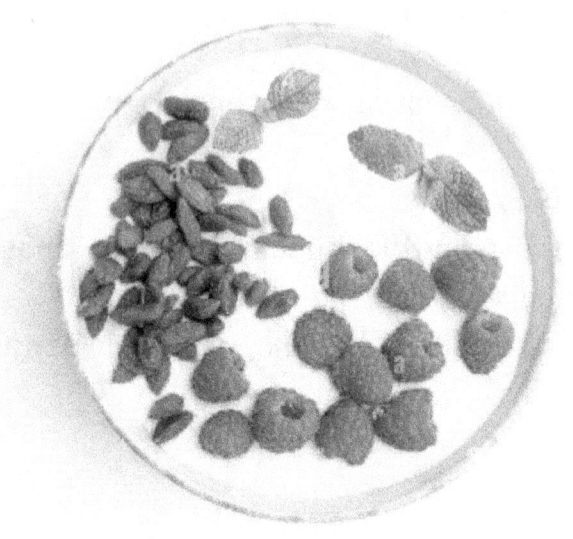

HRÁEFNI:

- 1 bolli grísk jógúrt
- 1/4 bolli goji ber
- 1/4 bolli granóla
- 1 msk hunang
- Álegg: niðurskorinn banani og fersk ber.

LEIÐBEININGAR

a) Blandið grískri jógúrt, goji berjum, granóla og hunangi saman í skál.
b) Toppið með sneiðum banana og ferskum berjum.

26. Kókos ferskjuskál

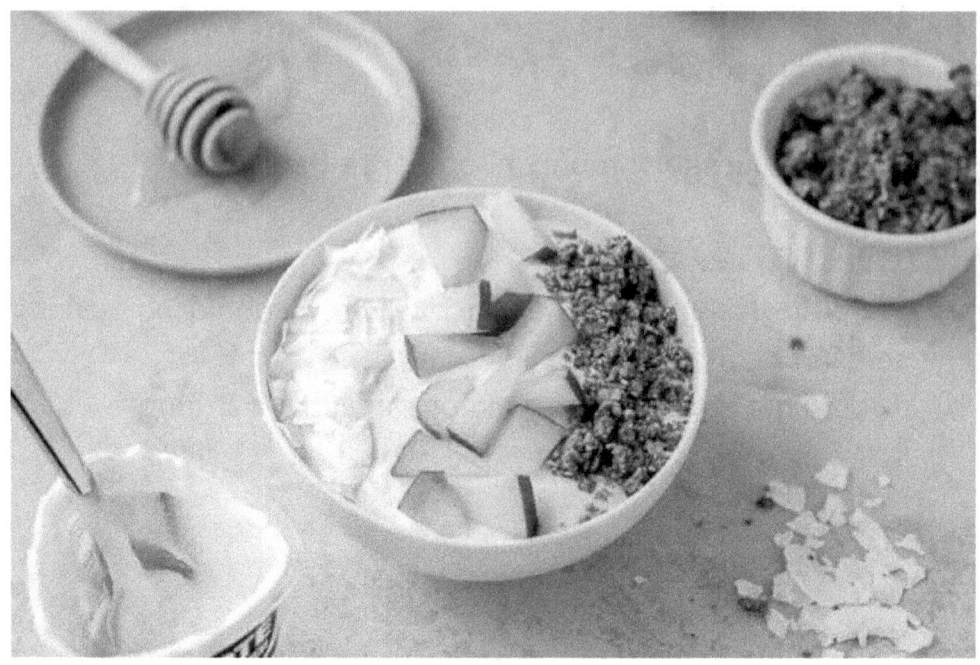

HRÁEFNI:
- 1/2 bolli frosnar ferskjur
- 1/2 bolli kókosmjólk
- 1/2 frosinn banani
- 1 msk macadamia hnetur
- Álegg: niðurskorinn banani, ferskar ferskjusneiðar, rifin kókos og granóla.

LEIÐBEININGAR
a) Blandið frosnum ferskjum, kókosmjólk, frosnum banana og macadamia hnetum saman í blandara þar til slétt.
b) Hellið blöndunni í skál og bætið álegginu út í.

27. Búdda súkkulaðiskál

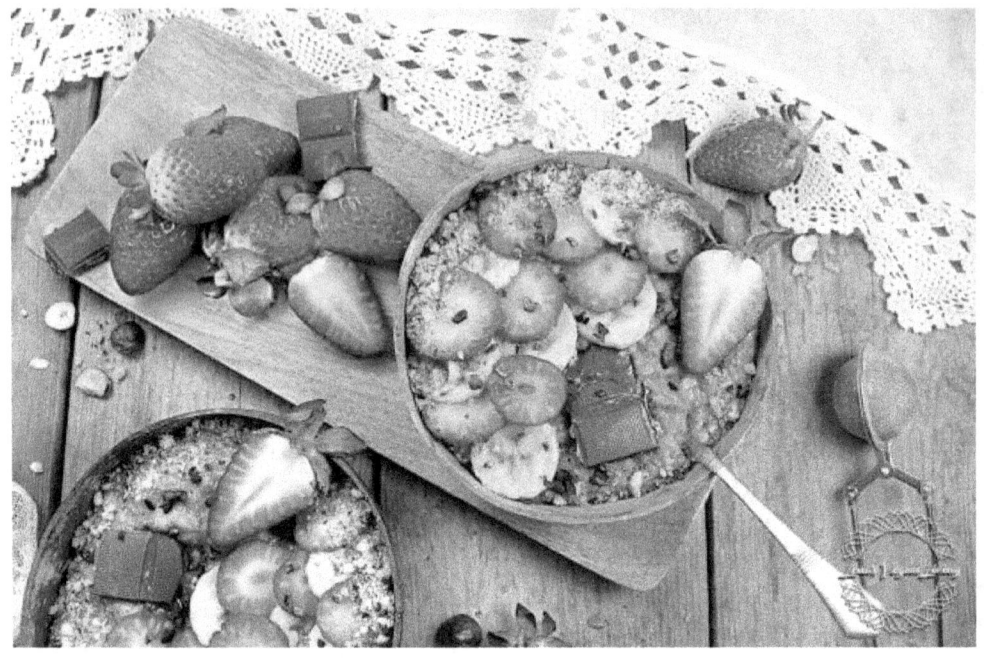

HRÁEFNI:
- 1/2 bolli frosin blönduð ber
- 1/2 frosinn banani
- 1/2 bolli möndlumjólk
- 1 msk kakóduft
- Álegg: sneiddur banani, fersk ber og granóla.

LEIÐBEININGAR
a) Blandið frosnum blönduðu berjum, frosnum banana, möndlumjólk og kakódufti í blandara þar til það er slétt.
b) Hellið blöndunni í skál og bætið álegginu út í.

28. Goji Berry Chia búðingsskál

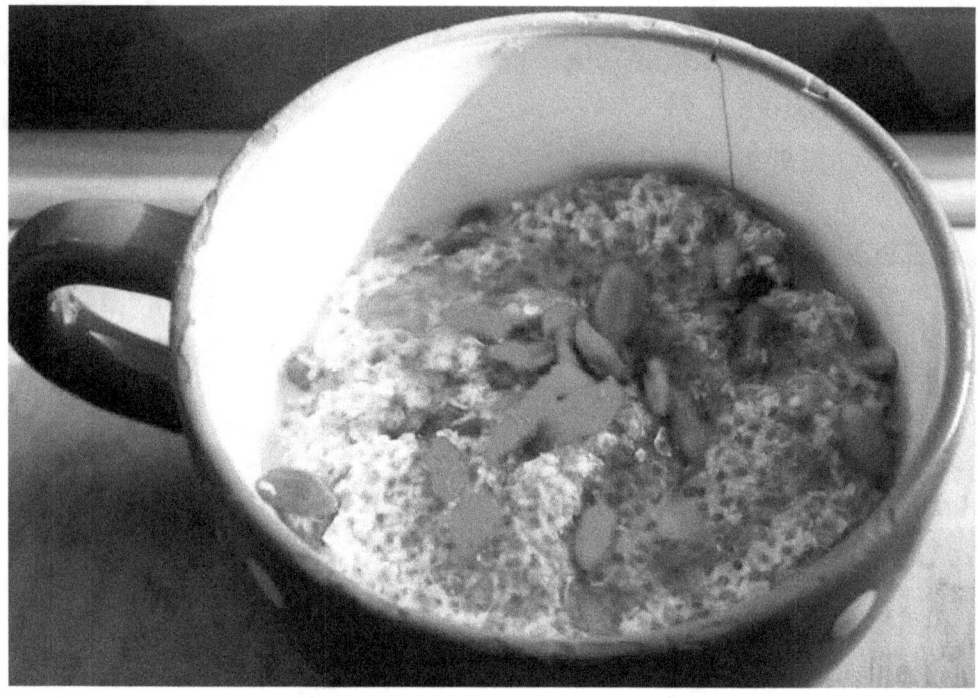

HRÁEFNI:
- 1/2 bolli chiafræ
- 1 1/2 bollar möndlumjólk
- 1/4 bolli goji ber
- 1 msk hunang
- Álegg: niðurskorinn banani og fersk ber.

LEIÐBEININGAR
a) Blandið chiafræjum, möndlumjólk, gojiberjum og hunangi saman í skál. Látið standa í kæliskáp í að minnsta kosti 1 klukkustund eða yfir nótt.
b) Toppið með sneiðum banana og ferskum berjum.

29. Pitaya bananaskál

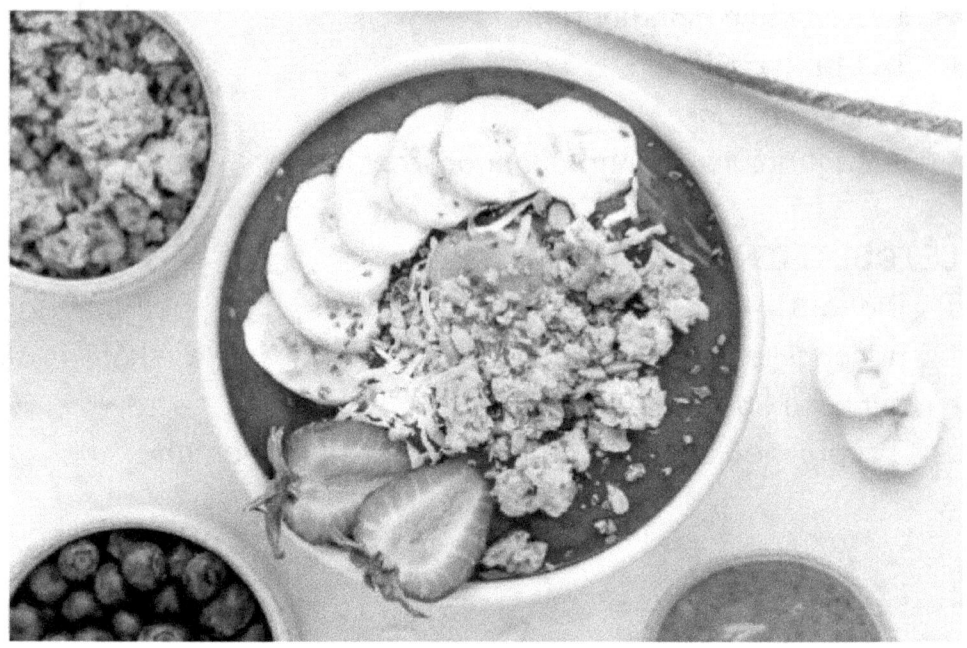

HRÁEFNI:
- 1 frosinn pitaya pakki
- 1 frosinn banani
- 1/2 bolli kókosmjólk
- 1 msk hunang
- Álegg: sneiddur banani, granóla og rifinn kókos.

LEIÐBEININGAR
a) Blandið frysta pitaya pakkanum, frosnum banana, kókosmjólk og hunangi í blandara þar til það er slétt.
b) Hellið blöndunni í skál og bætið álegginu út í.

30. Kókos ananas skál

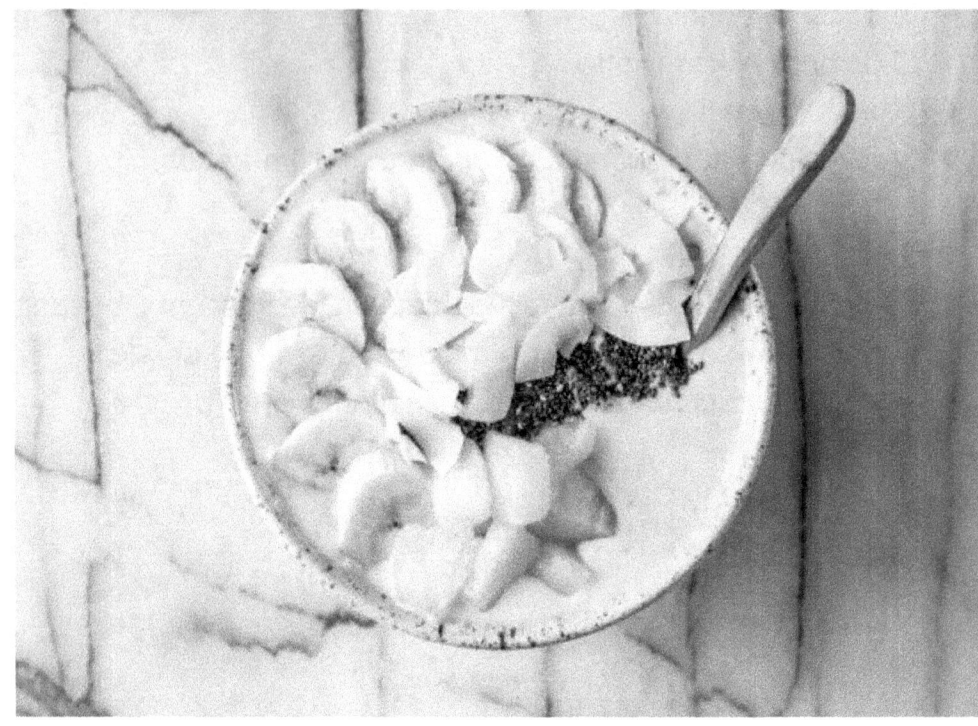

HRÁEFNI:

- 1/2 bolli frosinn ananas
- 1/2 bolli kókosmjólk
- 1/2 frosinn banani
- 1 msk chiafræ
- Álegg: niðurskorinn banani, ferskir ananasbitar, rifin kókos og granóla.

LEIÐBEININGAR

a) Blandið frosnum ananas, kókosmjólk, frosnum banana og chiafræjum saman í blandara þar til það er slétt.
b) Hellið blöndunni í skál og bætið álegginu út í.

31. Dragon Fruit og Granola jógúrtskál

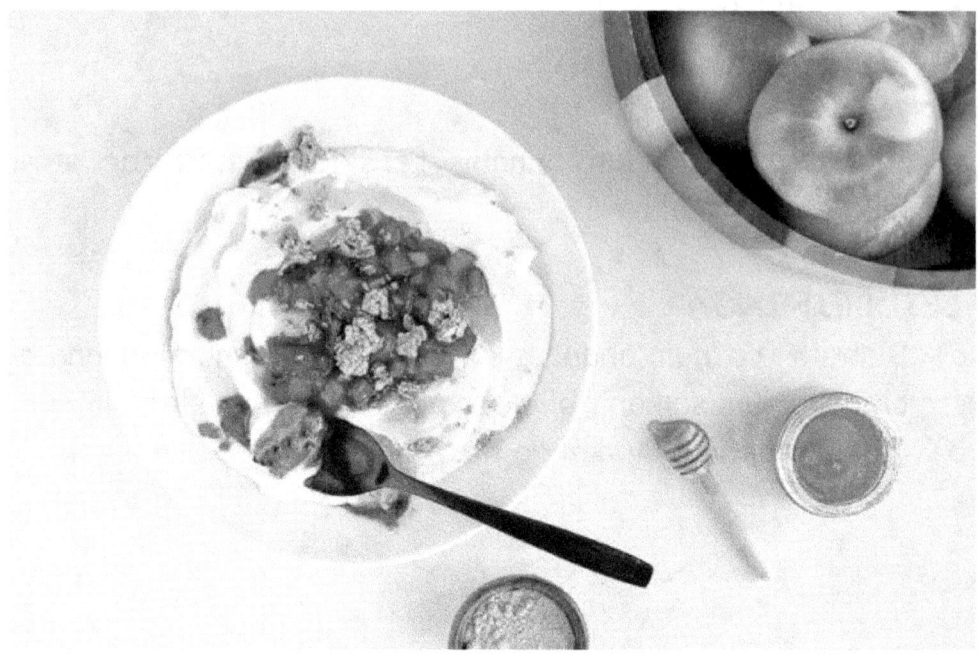

HRÁEFNI:

- 1 drekaávöxtur
- 1 bolli grísk jógúrt
- 1/2 bolli granola
- 1 msk hunang

LEIÐBEININGAR

a) Skerið drekaávöxtinn í tvennt og ausið holdið út.
b) Blandið grísku jógúrtinni og hunanginu saman í skál.
c) Í sérstakri skál skaltu setja drekaávaxtakjötið, gríska jógúrtblönduna og granóla.
d) Endurtaktu lögin þar til öll hráefnin eru notuð.
e) Berið fram kælt.

32. Drekaávöxtur og Kiwi salat

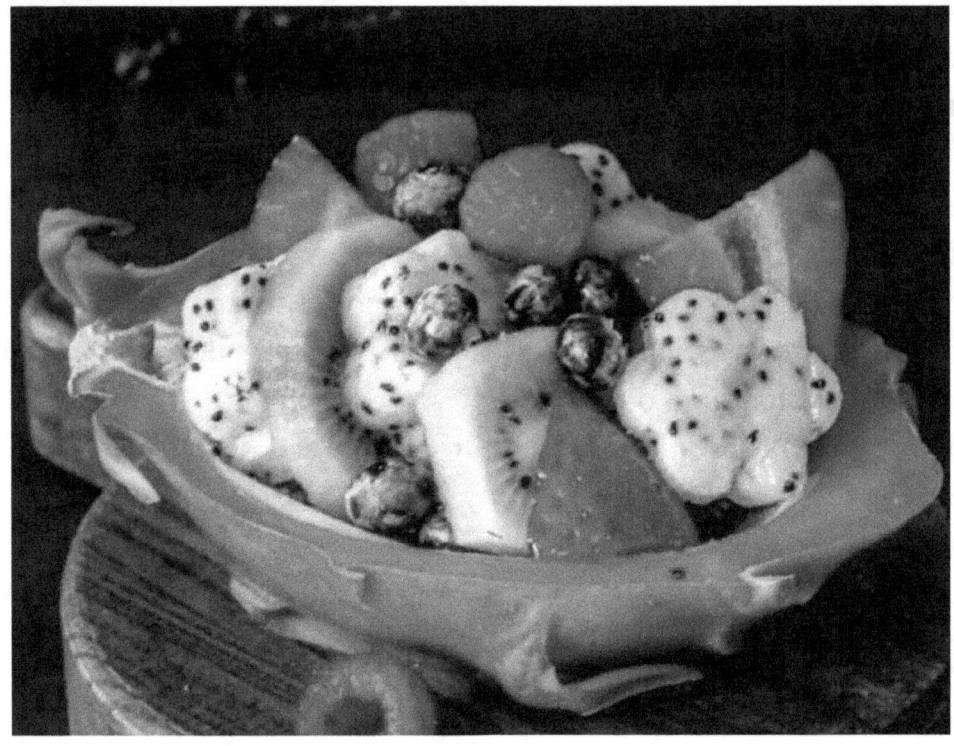

HRÁEFNI:

- 1 drekaávöxtur, skorinn í tvennt, skorinn út og skorinn í teninga
- 1 kíví, afhýtt og skorið í sneiðar
- ½ bolli bláber
- ½ bolli hindber
- ½ bolli jarðarber

LEIÐBEININGAR

a) Skerið drekaávaxtakjöt varlega úr drekaávöxtum með skeið og látið hýðið vera í snertingu til að nota sem framreiðsluskál.
b) Skerið drekaávöxt, kiwi og jarðarber í teninga.
c) Blandið saman og setjið aftur í pitaya hýði sem skál.

33. Pitaya berjaskál

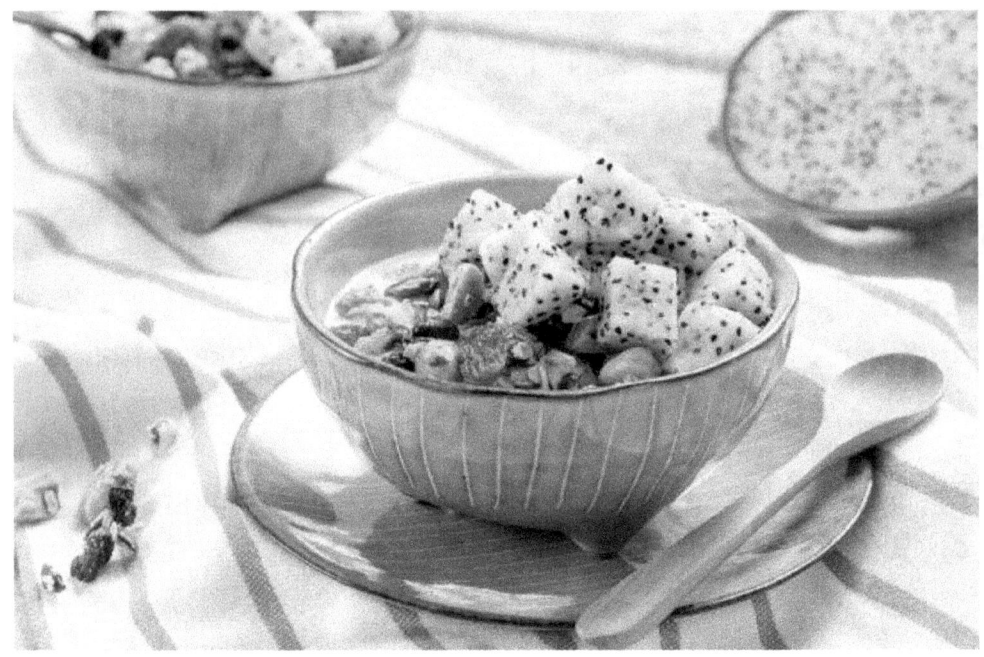

HRÁEFNI:
- 1 frosinn pitaya pakki
- 1/2 bolli frosin blönduð ber
- 1/2 frosinn banani
- 1/2 bolli möndlumjólk
- Álegg: fersk ber, niðurskorinn banani, granóla og rifinn kókos.

LEIÐBEININGAR
a) Blandið frosnum pitaya pakkanum, frosnum blönduðum berjum, frosnum banana og möndlumjólk saman í blandara þar til slétt.
b) Hellið blöndunni í skál og bætið álegginu út í.

34. Pitaya græna skál

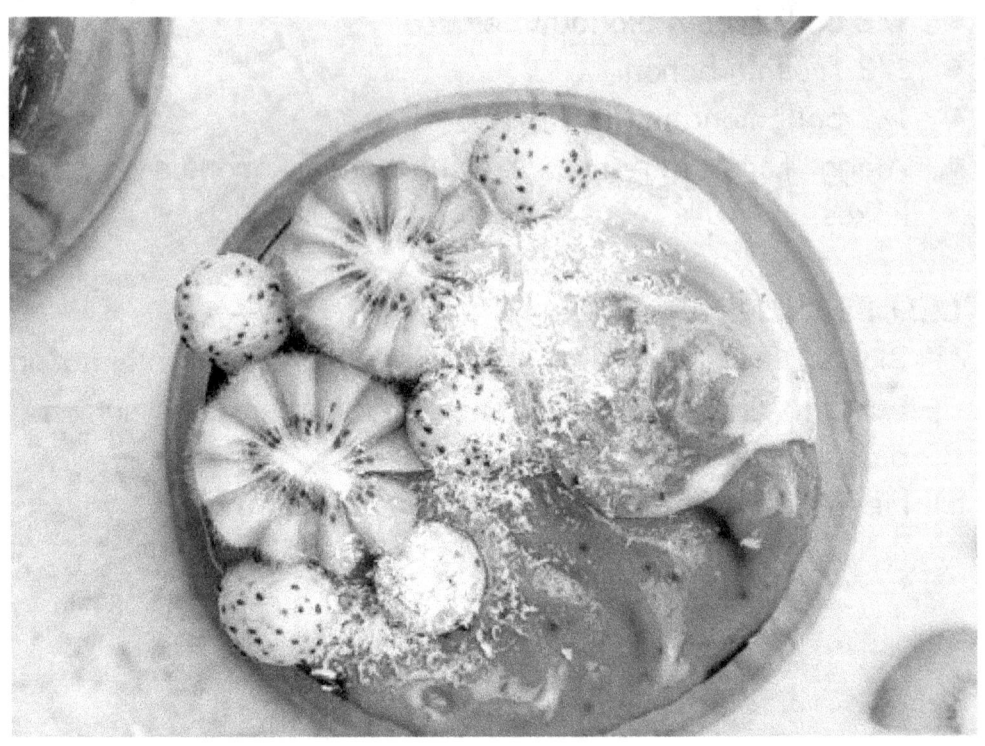

HRÁEFNI:

- 1 frosinn pitaya pakki
- 1/2 frosinn banani
- 1/2 bolli frosinn ananas
- 1/2 bolli spínat
- 1/2 bolli kókosvatn
- Álegg: niðurskorinn banani, fersk ber, granóla og rifin kókos.

LEIÐBEININGAR

a) Blandið frosnum pitaya pakkanum, frosnum banana, frosnum ananas, spínati og kókosvatni saman í blandara þar til slétt er.

b) Hellið blöndunni í skál og bætið álegginu út í.

35. Grœn avókadóskál

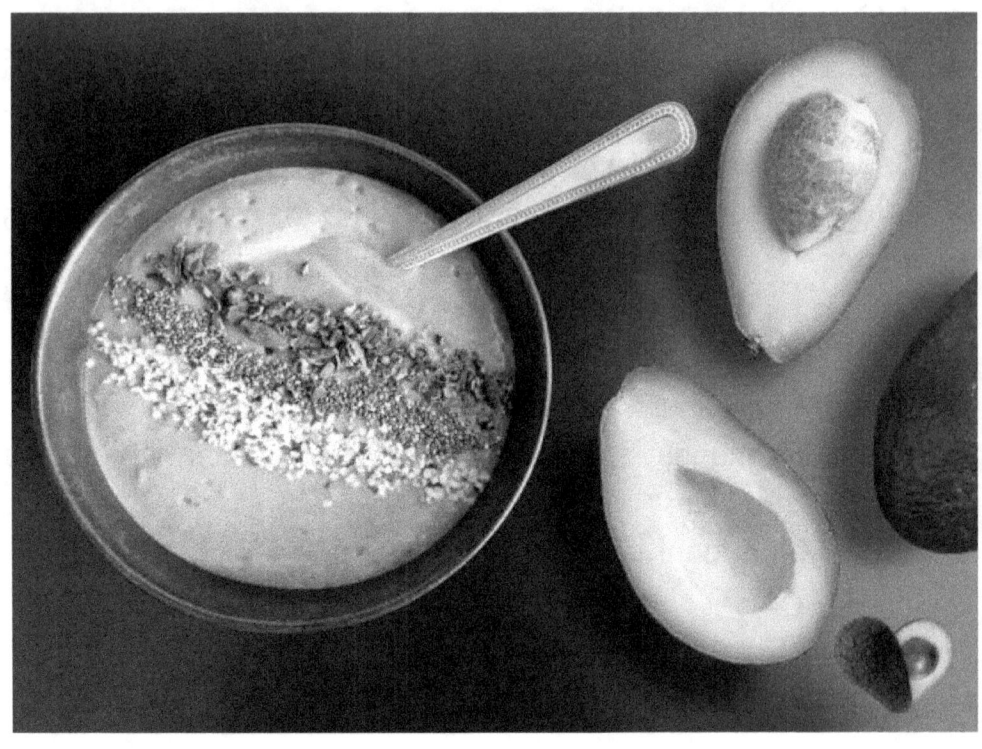

HRÁEFNI:
- 1/2 avókadó
- 1/2 bolli frosinn ananas
- 1/2 bolli spínat
- 1/2 bolli kókosvatn
- Álegg: sneiddur banani, fersk ber og granóla.

LEIÐBEININGAR
a) Blandið avókadó, frosnum ananas, spínati og kókosvatni í blandara þar til það er slétt.
b) Hellið blöndunni í skál og bætið álegginu út í.

36. Kókos Papaya skál

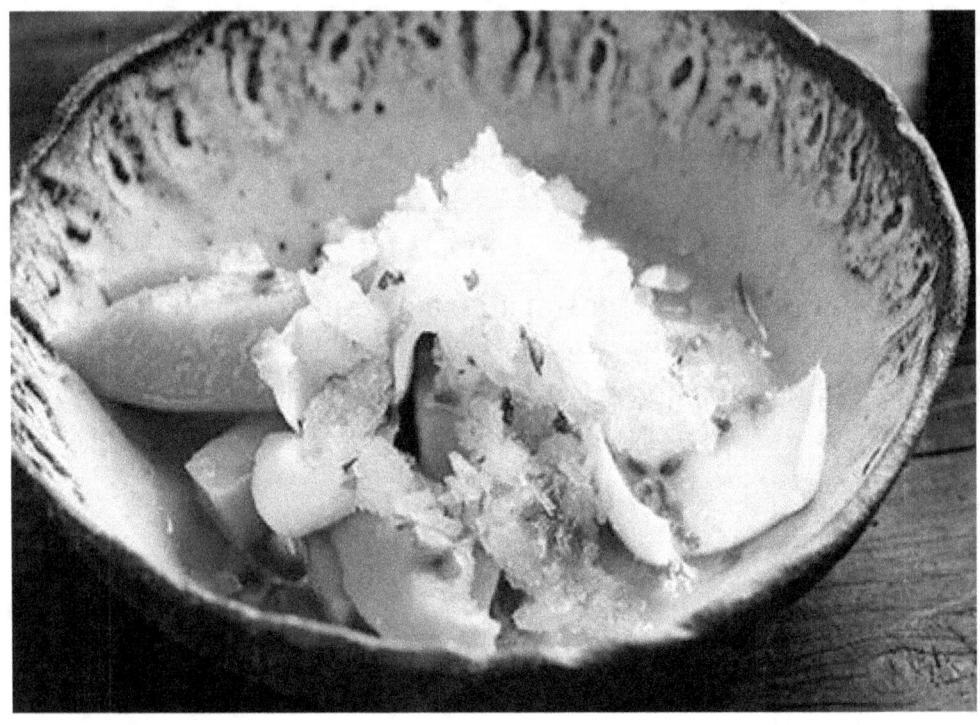

HRÁEFNI:

- 1/2 bolli frosin papaya
- 1/2 bolli kókosmjólk
- 1/2 frosinn banani
- 1 msk chiafræ
- Álegg: niðurskorinn banani, ferskir papaya bitar, rifin kókos og granóla.

LEIÐBEININGAR

a) Blandið frosnu papaya, kókosmjólk, frosnum banana og chiafræjum saman í blandara þar til það er slétt.
b) Hellið blöndunni í skál og bætið álegginu út í.

37. Buddha Tropical Bowl

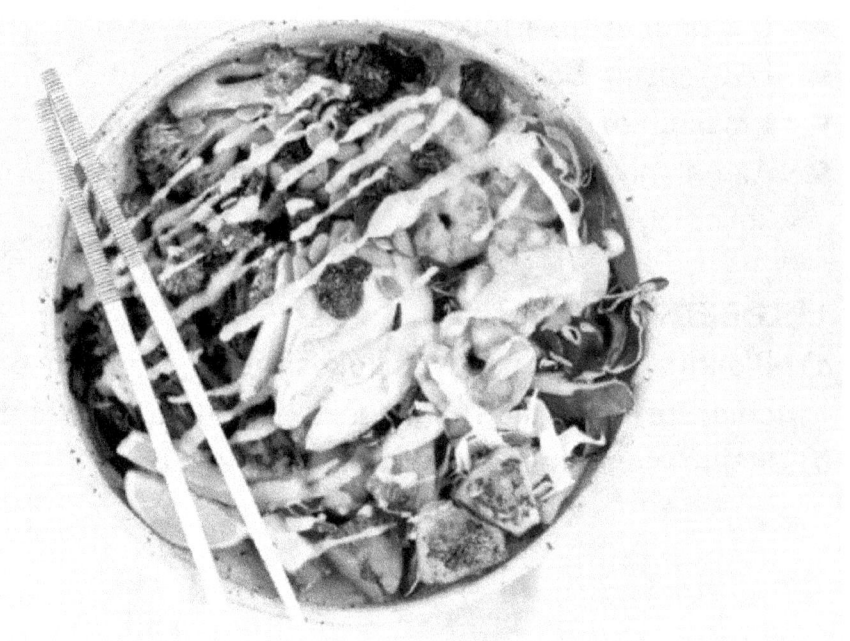

HRÁEFNI:

- 1/2 bolli frosinn blandaður suðrænum ávöxtum
- 1/2 frosinn banani
- 1/2 bolli kókosvatn
- 1 msk chiafræ
- Álegg: sneiddur banani, fersk ber og granóla.

LEIÐBEININGAR

a) Blandið frystum blönduðum suðrænum ávöxtum, frosnum banana, kókosvatni og chiafræjum saman í blandara þar til slétt er.

b) Hellið blöndunni í skál og bætið álegginu út í.

38. Búdda hnetusmjörsskál

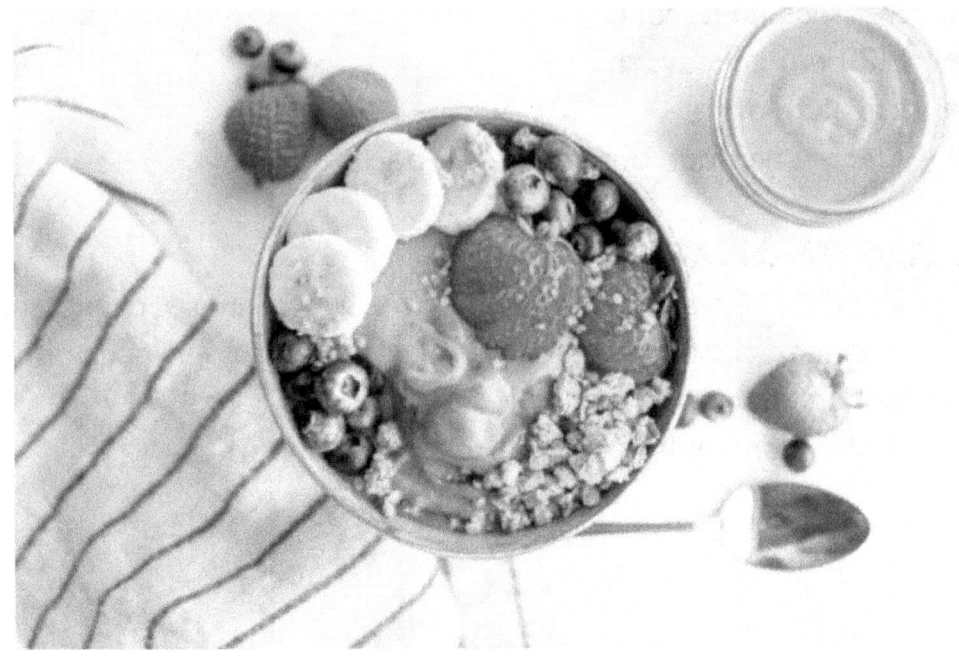

HRÁEFNI:

- 1/2 bolli grísk jógúrt
- 1/4 bolli hnetusmjör
- 1/2 frosinn banani
- 1/4 bolli granóla
- Álegg: niðurskorinn banani og fersk ber.

LEIÐBEININGAR

a) Blandið grískri jógúrt, hnetusmjöri, frosnum banana og granóla saman í skál.

b) Toppið með sneiðum banana og ferskum berjum.

39. Kókos Mangó skál

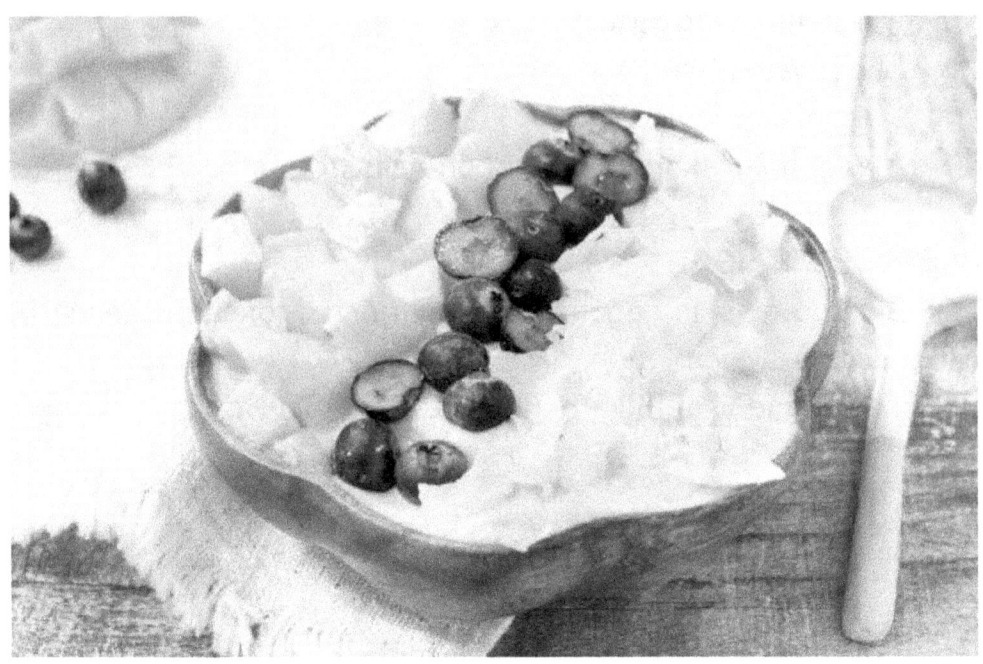

HRÁEFNI:
- 1/2 bolli frosið mangó
- 1/2 bolli kókosmjólk
- 1/2 frosinn banani
- 1 msk hampi fræ
- Álegg: sneiddur banani, ferskir mangóbitar, rifin kókos og granóla.

LEIÐBEININGAR
a) Blandið frosnu mangóinu, kókosmjólkinni, frosnu banananum og hampfræjunum saman í blandara þar til það er slétt.
b) Hellið blöndunni í skál og bætið álegginu út í.

40. Eplata Farro morgunverðarskálar

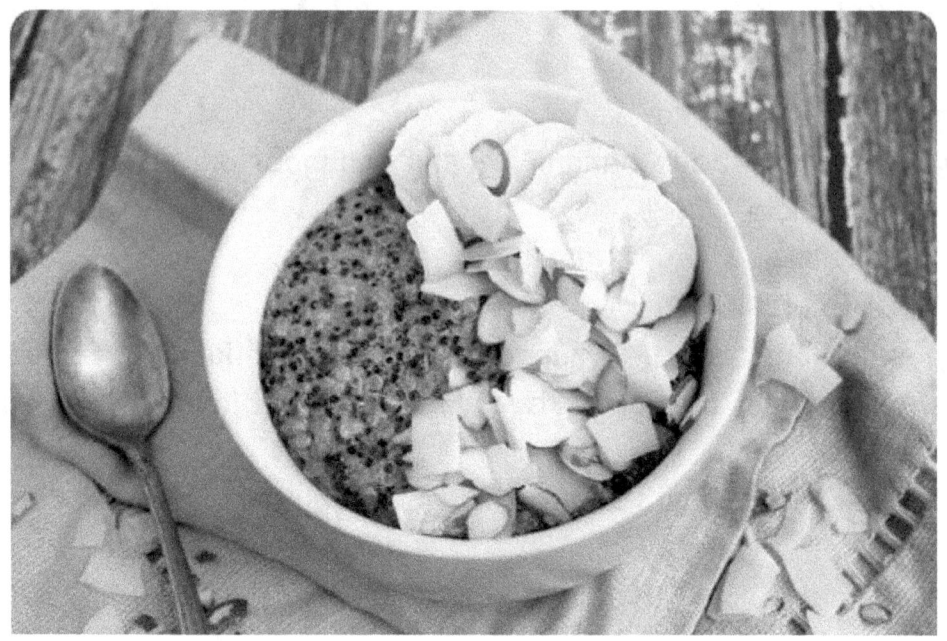

Hráefni:
- 2 epli, hakkað, skipt
- 1 bolli (165 g) perlur farro
- 4 bollar (940 ml) vatn
- 1½ bollar (355 ml) mjólk (mjólkur- eða mjólkurvörur)
- 1 tsk (2 g) malaður kanill
- ½ tsk malað engifer
- $1/8$ teskeið af kryddjurtum
- Fínt sjávarsalt
- 2 matskeiðar (30 ml) hlynsíróp, hunang eða agave
- ½ tsk vanilluþykkni
- Ristar pekanhnetur
- Rúsínur
- Ristað graskersfræ
- Hampfræ

LEIÐBEININGAR

a) Bætið einu af söxuðu eplunum ásamt farro, vatni, mjólk, kanil, engifer, kryddjurtum og klípu af salti í meðalstóran pott og hrærið saman. Látið suðuna koma upp. Lækkið hitann í lágmark, lokið á og látið malla, hrærið af og til, þar til það er mjúkt, 30 til 35 mínútur. Allur vökvinn frásogast ekki. Takið af hitanum, hrærið hlynsírópinu, hunanginu eða agave og vanillu saman við, setjið lok á og látið gufa í 5 mínútur.

b) Til að bera fram, skiptið farro á skálar. Bætið við afganginum af eplið og toppið með pekanhnetum, rúsínum, graskersfræjum og hampfræjum.

41. Granatepli og Freekeh Tabbouleh skálar

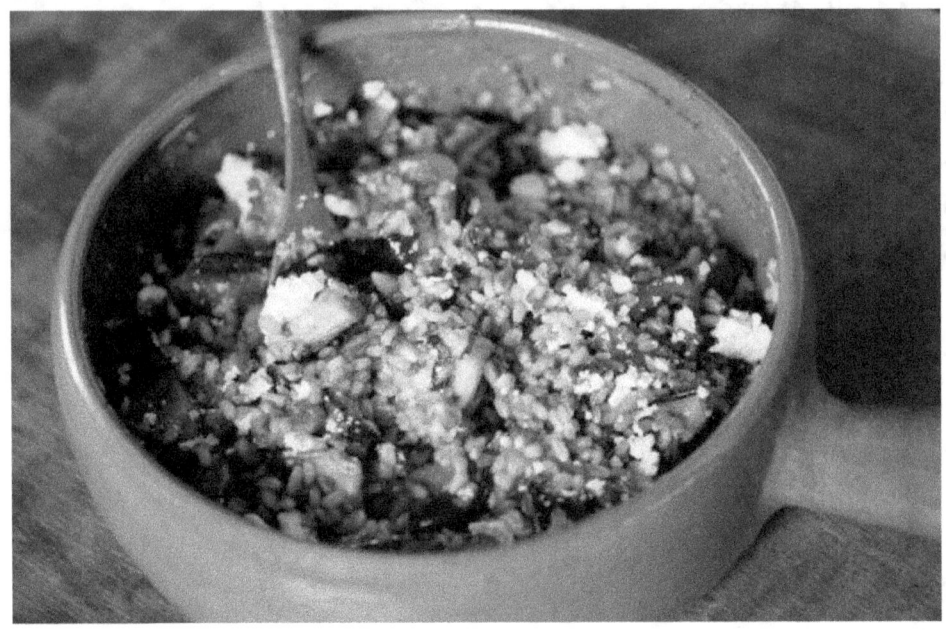

Hráefni:
- ¾ bolli (125 g) rifinn freekeh
- 2 bollar (470 ml) vatn
- Fínt sjávarsalt og nýmalaður svartur pipar
- 1 stökkt epli, kjarnhreinsað og skorið í teninga, skipt
- 1 bolli (120 g) granatepli
- ½ bolli (24 g) söxuð fersk mynta
- 1 matskeið (15 ml) extra virgin ólífuolía
- 1½ matskeiðar (23 ml) appelsínublómavatn
- 2 bollar (480 g) hrein grísk jógúrt
- Ristar ósaltaðar möndlur, saxaðar

LEIÐBEININGAR

a) Blandið saman freekeh, vatni og klípu af salti í meðalstórum potti. Látið suðuna koma upp, lækkið hitann í lágan og látið malla í 15 mínútur, hrærið í af og til, þar til allur vökvinn hefur verið frásogaður og freekeh er mjúkt. Takið af hellunni, hyljið með loki og látið gufa í um það bil 5 mínútur. Flyttu freekeh í skál og kældu alveg.

b) Bætið helmingnum af eplinum og granateplinu, myntu, ólífuolíu og nokkrum möluðum pipar við freekeh og hrærið vel saman.

c) Hrærið appelsínublómavatninu út í jógúrtina þar til það hefur blandast vel saman.

d) Til að bera fram, skiptið freekeh á skálar. Toppið með appelsínuilmandi jógúrtinni, afganginum af eplum og möndlum.

42. C-vítamín Papaya skálar

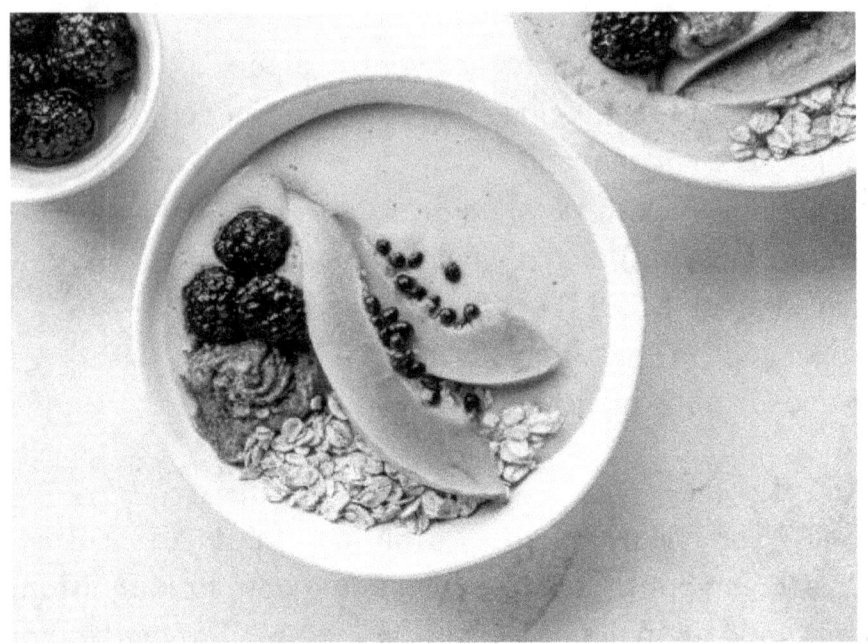

Hráefni:
- 4 matskeiðar (40 g) amaranth, skipt
- 2 litlar þroskaðar papaya (um 1 pund, eða 455 g hvor)
- 2 bollar (480 g) kókosjógúrt
- 2 kíví, afhýdd og skorin í teninga
- 1 stór bleik greipaldin, afhýdd og í sundur
- 1 stór nafla appelsína, afhýdd og í sundur
- Hampfræ
- Svart sesamfræ

LEIÐBEININGAR

a) Hitið háan, breiðan pott við meðalháan hita í nokkrar mínútur. Athugaðu hvort pannan sé nógu heit með því að bæta við nokkrum amaranthkornum. Þeir ættu að titra og poppa innan nokkurra sekúndna. Ef ekki skaltu hita pönnuna í eina mínútu lengur og prófa aftur. Þegar pannan er orðin nógu heit er 1 matskeið (10 g) af amaranth bætt út í. Kornin ættu að byrja að poppa innan nokkurra sekúndna. Lokið pottinum og hristið af og til, þar til allt kornið er sprungið. Hellið poppuðu amaranthinu í skál og endurtakið með amaranthinu sem eftir er, 1 matskeið (10 g) á klukkustund.

b) Skerið papaya í tvennt eftir endilöngu, frá stöngli til hala, fjarlægðu síðan fræin og fargaðu þeim. Fylltu hvern helming með poppuðu amaranth og kókosjógúrt. Toppið með kiwi, greipaldin og appelsínuhluta og stráið hampfræjum og sesamfræjum yfir.

43.Goji Berry haframjölsskál

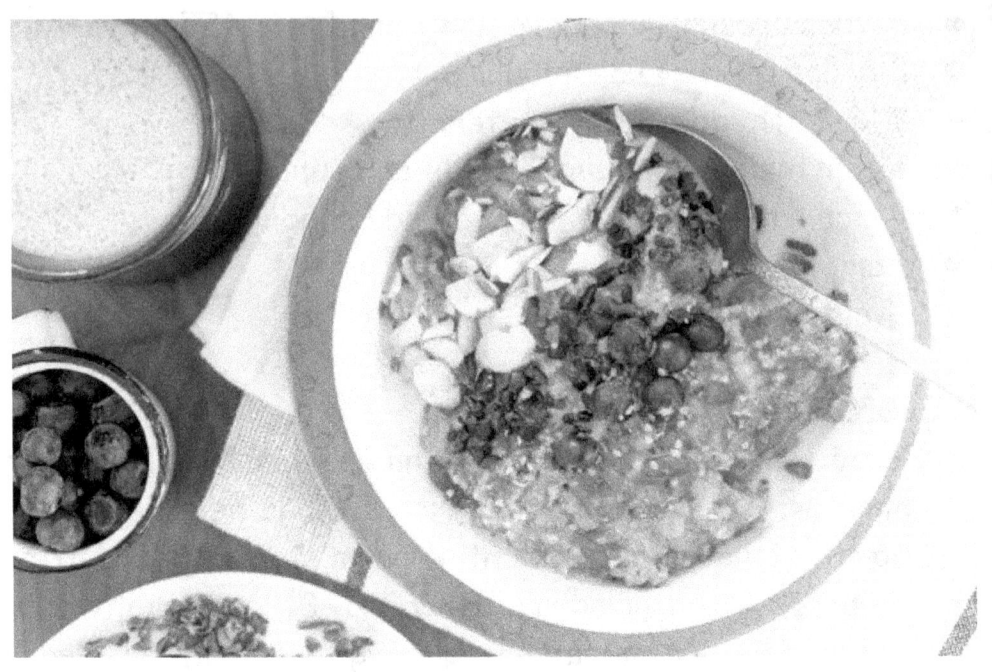

HRÁEFNI:
- 1 bolli soðið haframjöl
- 1/4 bolli goji ber
- 1 msk chiafræ
- 1 msk hunang
- Álegg: niðurskorinn banani og fersk ber.

LEIÐBEININGAR
a) Blandið soðnu haframjöli, goji berjum, chiafræjum og hunangi saman í skál.
b) Toppið með sneiðum banana og ferskum berjum.

44. Græn Açaí skál með ávöxtum og berjum

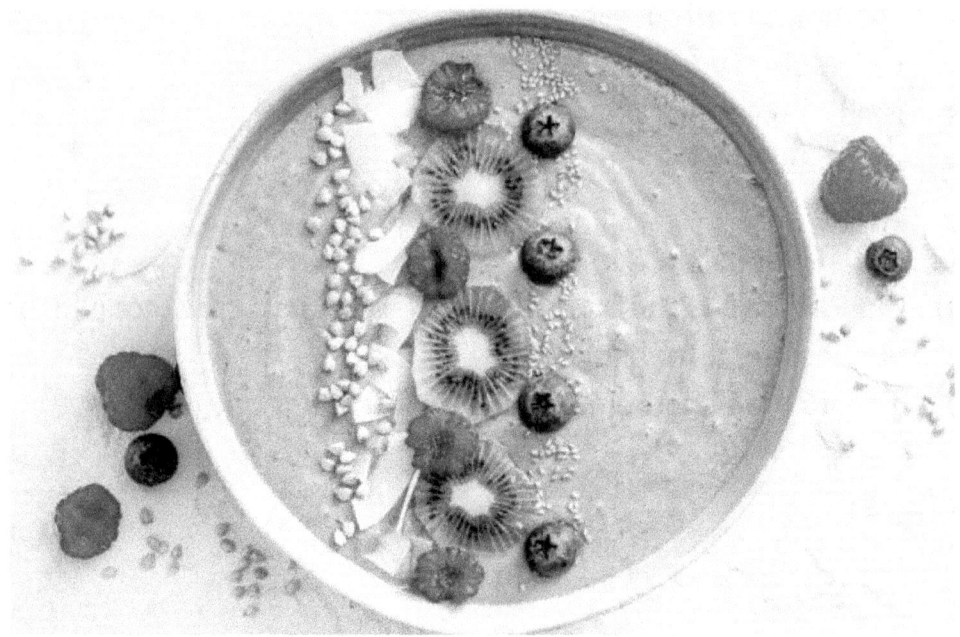

HRÁEFNI:

- ½ Açaí mauk
- ⅛ Bolli súkkulaðihampimjólk
- ½ banani
- 2 matskeiðar hampi próteinduft
- 1 tsk Maca
- Álegg: Ferskir árstíðabundnir ávextir, hampi fræ, ferskur banani, gullber. Hvít mórber, Goji ber, Kiwi

LEIÐBEININGAR

a) Setjið allt í blandarann, blandið þar til það er orðið mjög þykkt – bætið við meiri vökva ef þarf – hellið svo í skál.
b) Toppaðu með ávöxtum og öllu öðru sem þú vilt!

45. Búdda græna skál

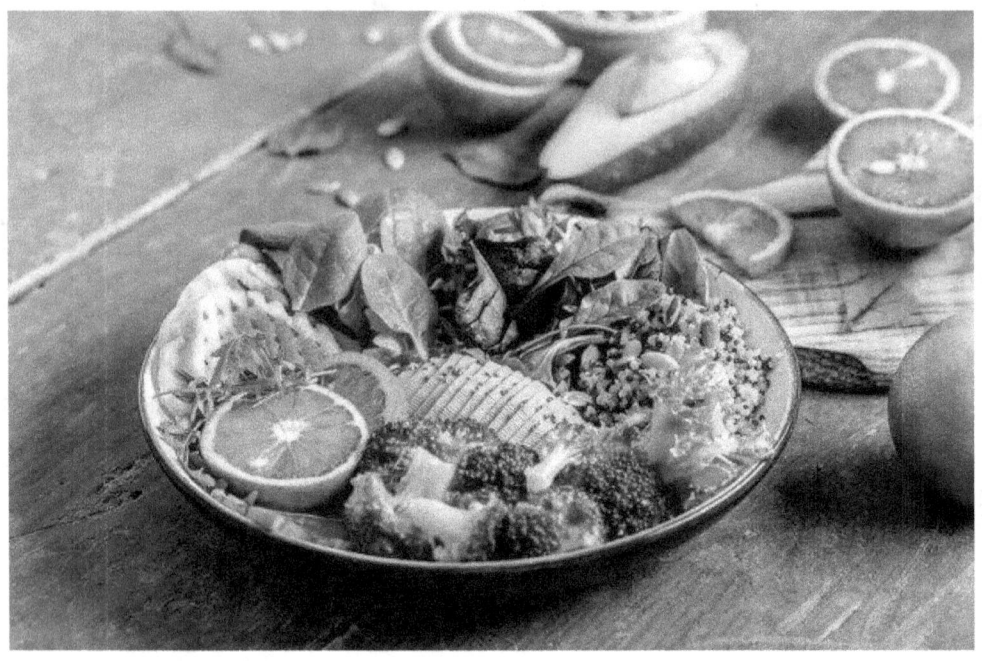

HRÁEFNI:

- 1/2 bolli frosinn ananas
- 1/2 frosinn banani
- 1/2 bolli spínat
- 1/2 bolli möndlumjólk
- 1 msk hunang
- Álegg: sneiddur banani, fersk ber og granóla.

LEIÐBEININGAR

a) Blandið frosnum ananas, frosnum banana, spínati, möndlumjólk og hunangi saman í blandara þar til það er slétt.

b) Hellið blöndunni í skál og bætið álegginu út í.

46.Green Power ávaxtaskál

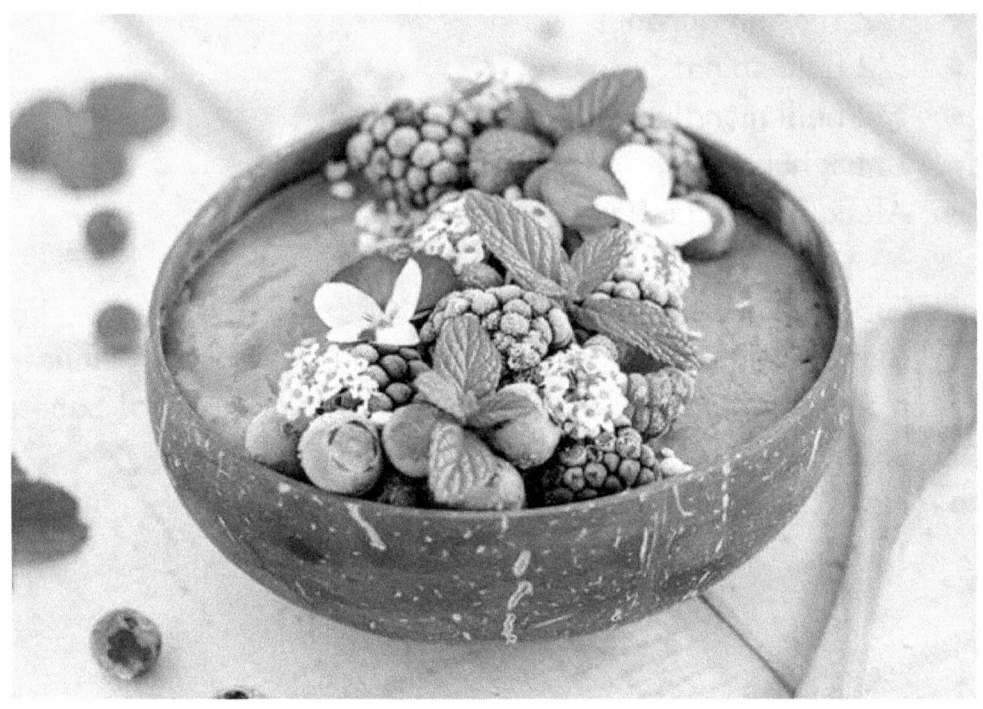

HRÁEFNI:

- 1/2 bolli frosinn blandaður suðrænum ávöxtum
- 1/2 frosinn banani
- 1/2 bolli grænkál
- 1/2 bolli kókosvatn
- Álegg: sneiddur banani, fersk ber og granóla.

LEIÐBEININGAR

a) Blandið frosnum blönduðum suðrænum ávöxtum, frosnum banana, grænkáli og kókosvatni saman í blandara þar til það er slétt.
b) Hellið blöndunni í skál og bætið álegginu út í.

47. Bananaskál með hnetusmjöri

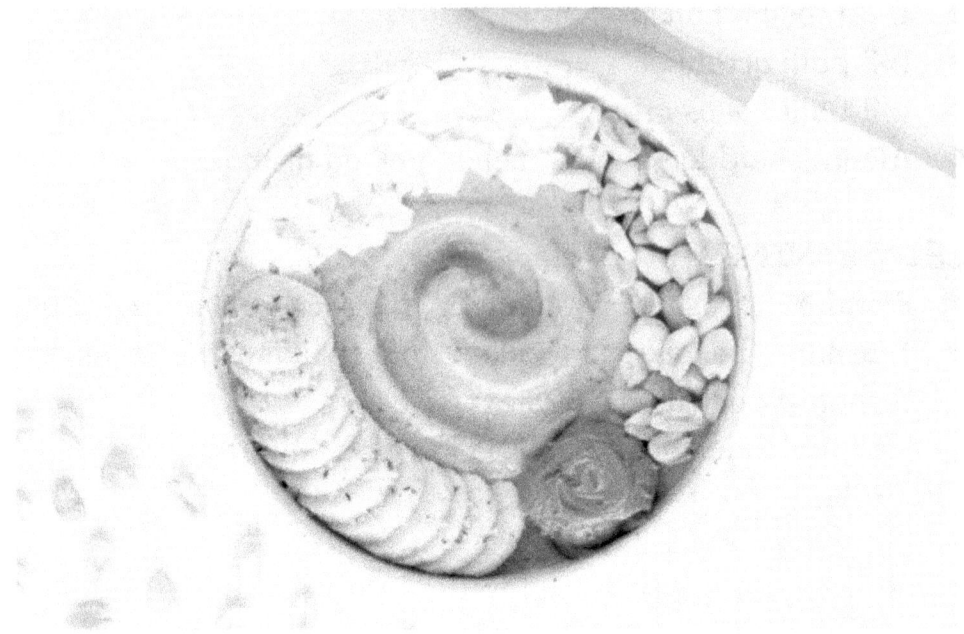

HRÁEFNI:
- 1 banani, skorinn í sneiðar
- 1/4 bolli hnetusmjör
- 1/4 bolli saxaðar jarðhnetur
- 1 msk hunang
- 1/4 bolli granóla

LEIÐBEININGAR

a) Raðið bananasneiðunum í skál.
b) Hitið hnetusmjörið í örbylgjuofn í 10 sekúndur svo auðveldara sé að dreypa því.
c) Dreypið hnetusmjörinu yfir bananana, toppið síðan með söxuðum hnetum, hunangi og granóla.

48. Súkkulaði prótein skál

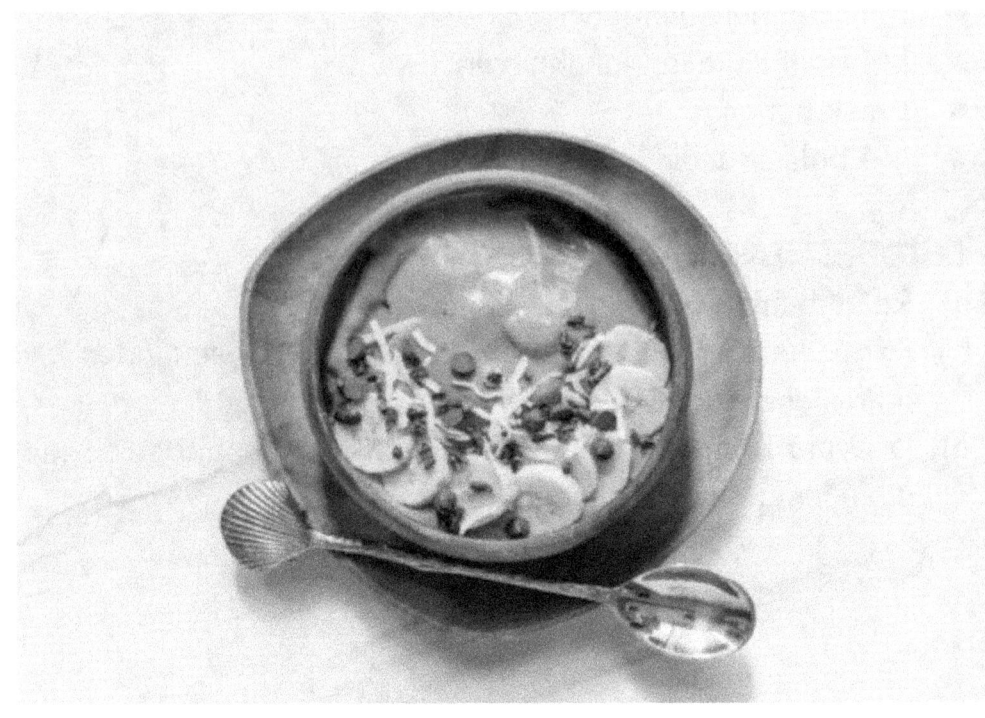

HRÁEFNI:
- 1 skeið súkkulaði próteinduft
- 1 bolli möndlumjólk
- 1 banani, skorinn í sneiðar
- 1 msk chiafræ
- Álegg: möndlur í sneiðar og rifin kókos

LEIÐBEININGAR
a) Blandið próteinduftinu og möndlumjólkinni saman í skál.
b) Toppið með sneiðum banana, chiafræjum, sneiðum möndlum og rifnum kókoshnetu.

49. Tofu berjaskál

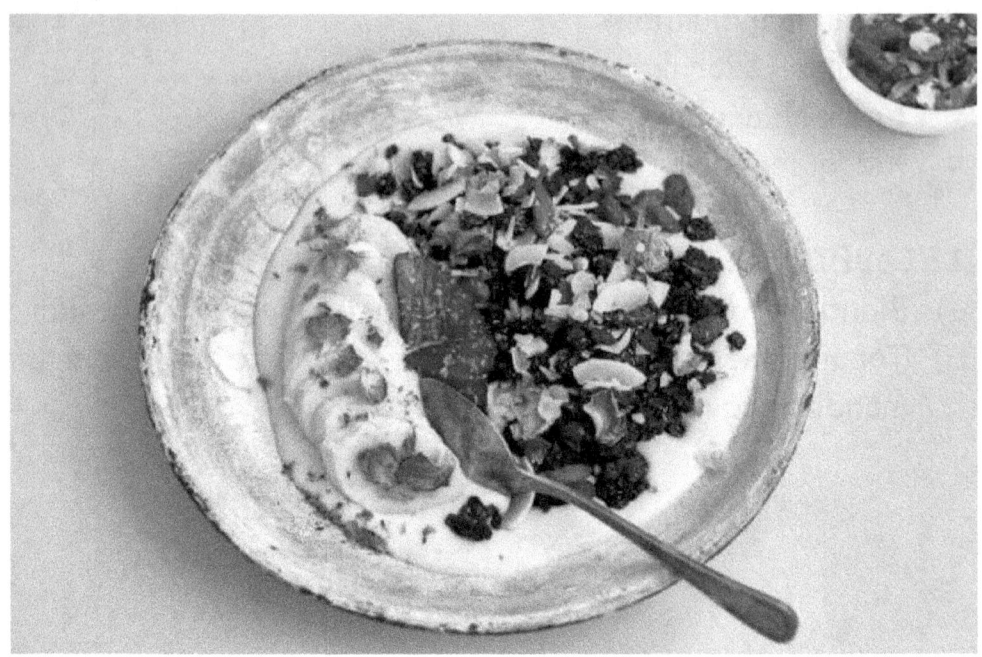

HRÁEFNI:

- 1/2 bolli silki tofu
- 1/2 bolli blönduð ber (bláber, hindber, jarðarber)
- 1 msk hunang
- 1/4 bolli granóla

LEIÐBEININGAR

a) Blandið silkitófúinu og hunanginu í blandara þar til það er slétt.
b) Toppið með blönduðum berjum og granóla.

50. Græn gyðja ávaxtaskál

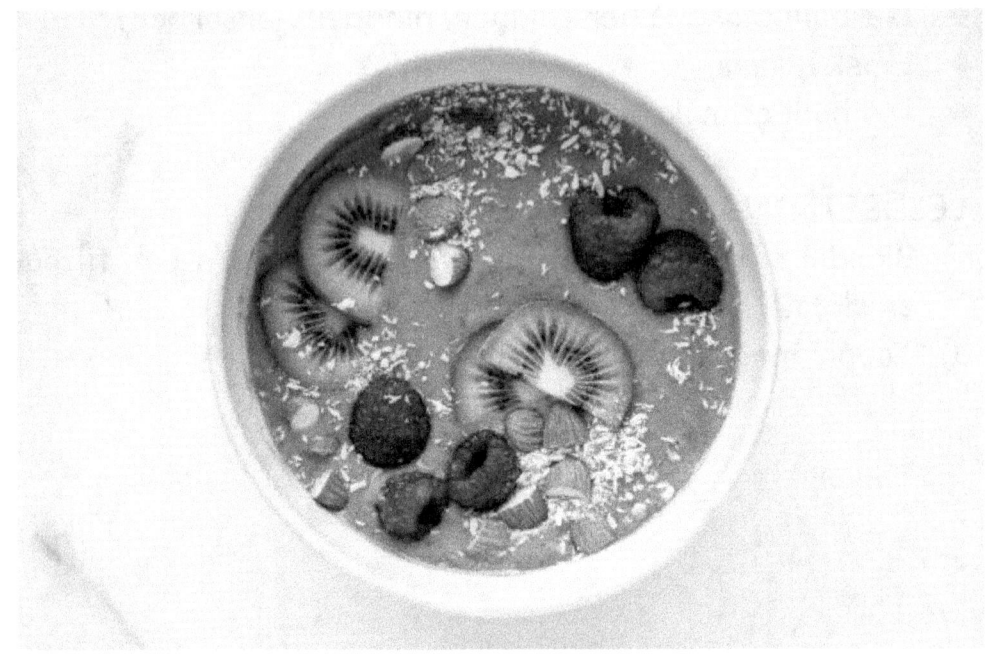

HRÁEFNI:
- 1 frosinn banani
- 1/2 bolli frosinn ananas
- 1/2 bolli spínat
- 1/2 bolli kókosvatn
- Álegg: sneiddur banani, fersk ber og granóla.

LEIÐBEININGAR
a) Blandið frosnum banana, frosnum ananas, spínati og kókosvatni saman í blandara þar til það er slétt.
b) Hellið blöndunni í skál og bætið álegginu út í.

REGNBOGA ÁVENGASALAT

51. Framandi ávaxtasalat

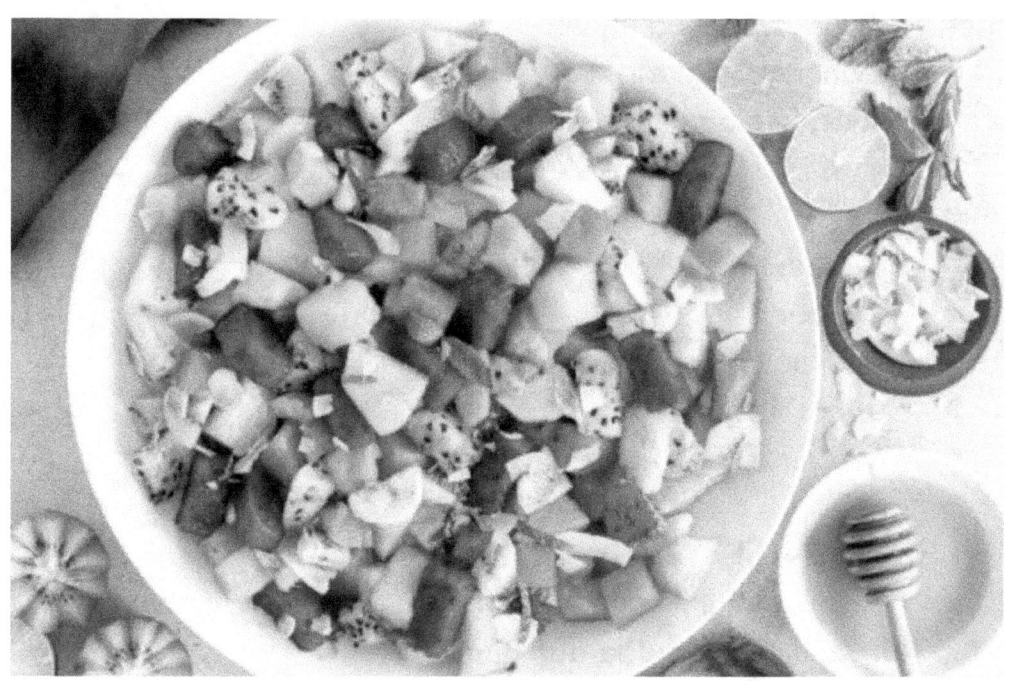

HRÁEFNI:

- 2 þroskað mangó, papaya eða
- 6 kíví, afhýtt og skorið
- 2 bananar, skrældir og skornir
- 2 matskeiðar konfektsykur
- 2 matskeiðar sítrónusafi eða hunang
- ½ tsk vanilluþykkni
- ¼ teskeið malað kínverskt 5-kryddduft
- ½ hindber
- 1 drekaávöxtur, skorinn í teninga
- Sælgætissykur
- Myntulauf

LEIÐBEININGAR:

a) Þeytið sykur, sítrónusafa eða hunang , vanillu og kínverskt 5-krydda duft .
b) Hellið öllum ávöxtunum út í.
c) Dustið yfir sælgætissykur og skreytið með myntulaufum.

52. Hátíðlegt ávaxtasalat

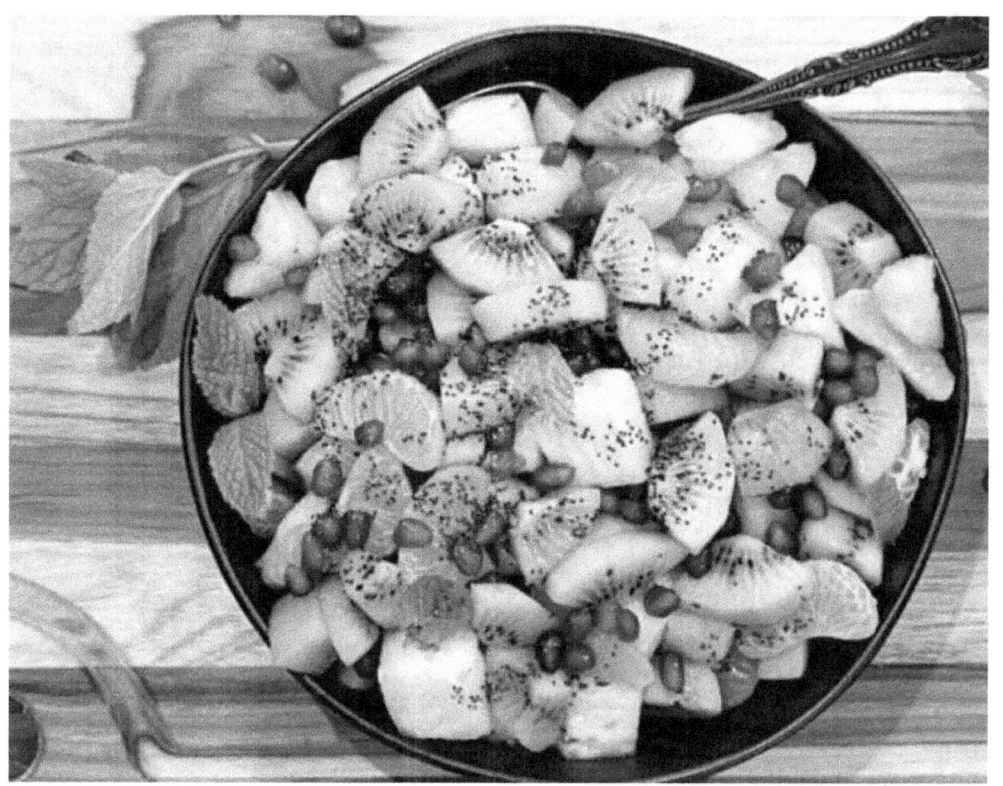

HRÁEFNI:

- 1 dós Ananasbitar
- ½ bolli Sykur
- 3 matskeiðar Alhliða hveiti
- 1 egg, létt þeytt
- 2 dósir Mandarín appelsínur
- 1 dós Perur
- 3 Kiwi
- 2 stórar Apple
- 1 bolli pecan helminga

LEIÐBEININGAR:

a) Tæmdu ananasinn, geymdu safa. Setjið ananas til hliðar. Hellið safanum í lítinn pott og bætið við sykri og hveiti. Látið suðuna koma upp. Hrærið eggjum hratt út í og eldið þar til það er þykkt. Takið af hitanum og kælið.

b) Geymið í kæli. Blandaðu saman ananas, appelsínum, perum, kiwi, eplum og pekanhnetum í stóra skál.

c) Hellið dressingu yfir og blandið vel saman. Lokið og kælið í 1 klukkustund.

53. Ávaxtasalat á veturna

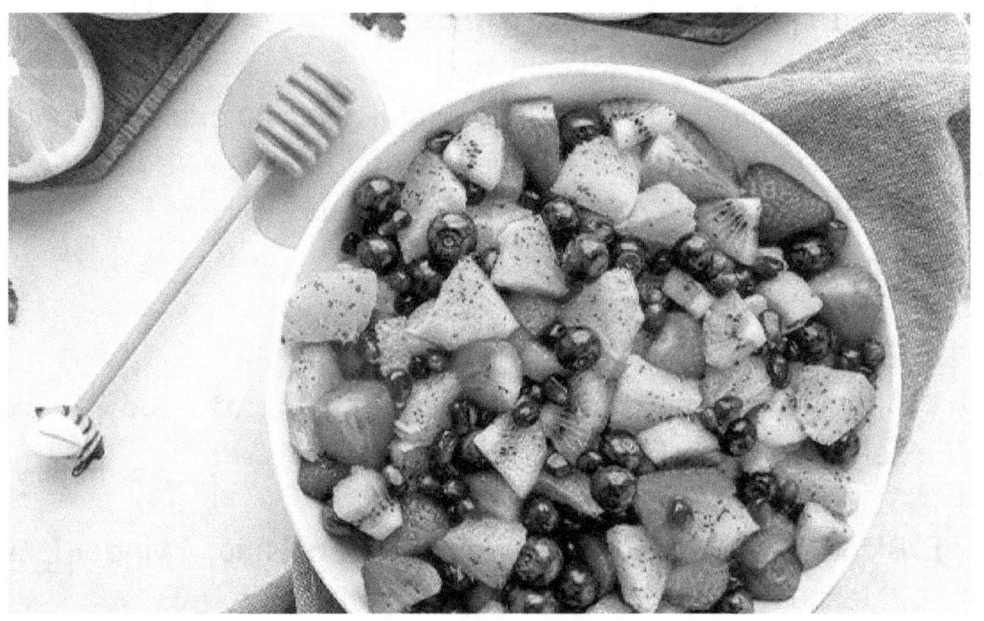

HRÁEFNI:
- 2 matskeiðar valhnetuolía
- 2 matskeiðar ferskur sítrónusafi
- 1 matskeið agave nektar
- 1 Fuji, Gala eða Red Delicious epli, kjarnhreinsað
- 1 stór appelsína, afhýdd og skorin
- 1 bolli fræslaus rauð vínber, helminguð
- 1 lítill stjörnuávöxtur, skorinn

LEIÐBEININGAR:
a) Blandaðu saman valhnetuolíu, sítrónusafa og agave nektar í lítilli skál.
b) Blandið vel saman og setjið til hliðar.
c) Blandaðu saman epli, peru, appelsínu, vínberjum, stjörnuávöxtum og valhnetum í stóra skál.
d) Þeytið dressingu yfir, blandið yfir og berið fram.

54. Rjómakennt suðrænt ávaxtasalat

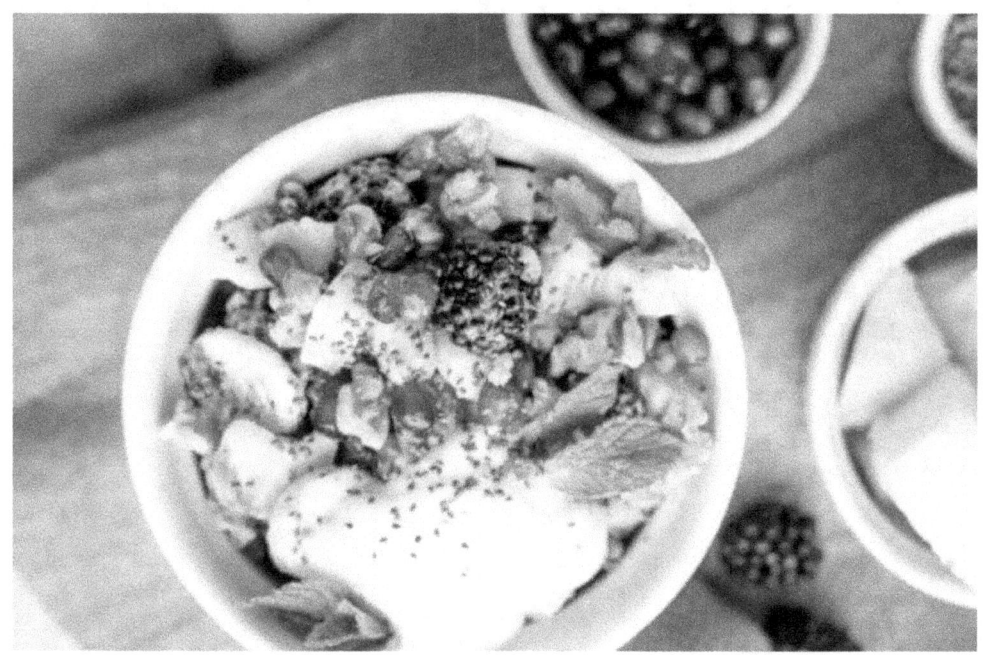

HRÁEFNI:
- 15,25 aura dós af suðrænu ávaxtasalati, tæmd
- 1 banani, skorinn í sneiðar
- 1 bolli Frosið þeytt álegg, þiðnað

LEIÐBEININGAR:
a) Í meðalstórri skál, blandaðu öllu hráefninu saman .
b) Hrærið varlega til að húða.

55. ávaxtasalat í filippseyskum stíl

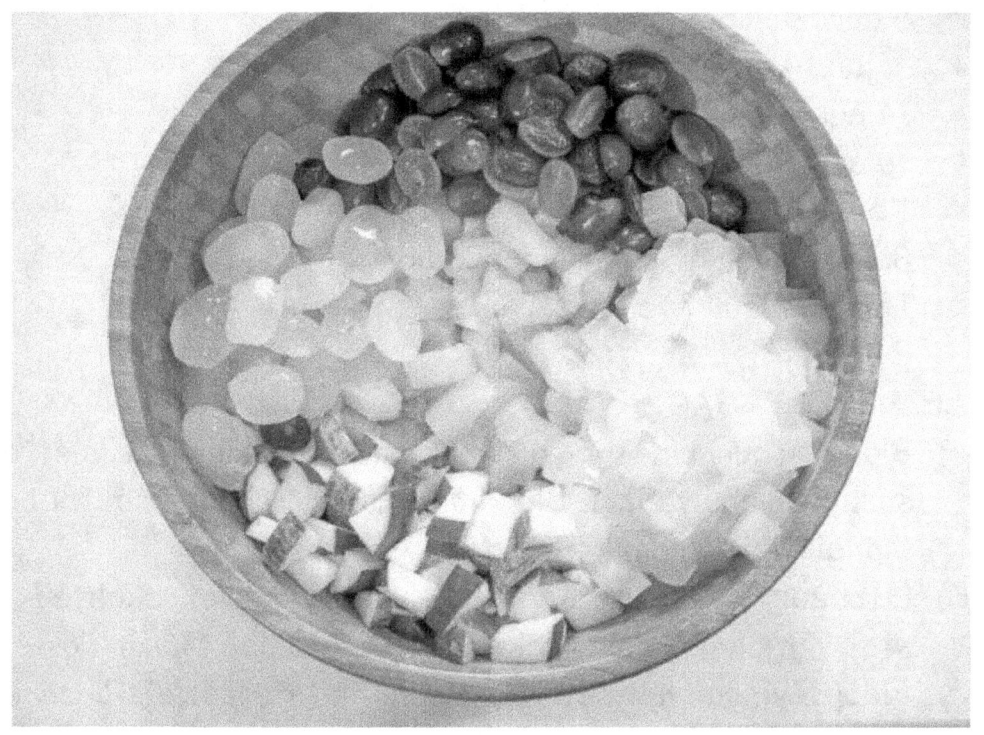

HRÁEFNI:

- 1½ bolli þungur rjómi
- 8 aura pakki. rjómaostur
- Þrjár 14 aura dósir af ávaxtakokteil, tæmd
- 14 aura dósir af ananasbitum, tæmdar
- 14 aura dós lychees, tæmd
- 1 bolli Kókos
- 8 aura pakki af söxuðum möndlum
- 1½ bollar epli í teningum

LEIÐBEININGAR:

a) Blandið þungum rjóma og rjómaosti saman í slétta sósulíka samkvæmni. Blandið saman við önnur hráefni og blandið vel saman, kælið yfir nótt.

b) Litchees má sleppa, notaðu suðrænan ávaxtakokteil í stað venjulegs ávaxtakokteils og gerðu það fjórar dósir.

c) Filippseyingar nota eitthvað sem heitir Nestle's Cream, en það er ekki auðvelt að finna það.

56. Haupia með framandi ávaxtasalati

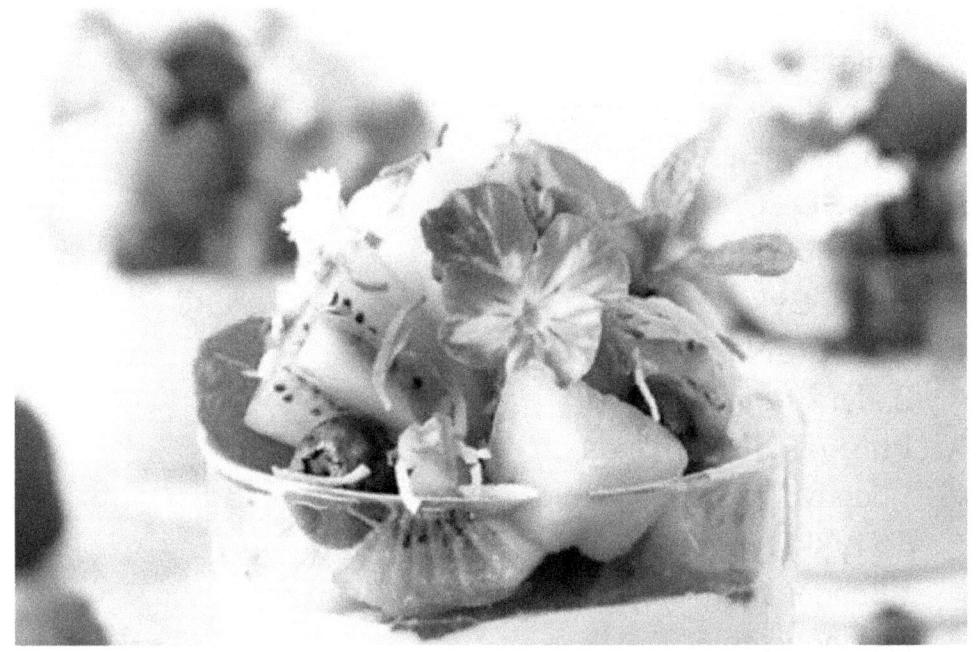

HRÁEFNI:

FYRIR HAUPIA:
- 1½ bolli Kókosmjólk
- 6 matskeiðar af sykri
- 6 matskeiðar maíssterkju
- ¾ bolli Vatn

FYRIR SÓSUNA:
- ½ bolli Passion ávaxtasafi
- 1 bolli Sykur

FYRIR ÁVENGASALATIÐ:
- 2 kíví í teninga
- 1 hægeldaður ananas
- 1 papaya í teninga
- 8 stykki lychee
- 1 Banani sneið
- 1 Mangó sneið
- 8 greinar af ferskri myntu

LEIÐBEININGAR:

a) Haupia: Hellið kókosmjólk í pott. Blandið saman sykri og maíssterkju, hrærið vatni saman við og blandið vel saman. Hrærið sykurblöndunni út í kókosmjólk.

b) Eldið og hrærið við lágan hita þar til það er þykkt. Hellið í 8 tommu fermetra pönnu og kælið þar til það er stíft. Notaðu kökuskökú skera í tára- eða stjörnuform.

c) Hitið hráefni í sósu að suðu. Slappaðu af. Blandið hráefninu ávaxtasalat saman við, blandið sósunni saman við og setjið til hliðar.

d) Settu þrjú til fjögur stykki af Haupia á kaldan disk og raðaðu ávöxtunum í kring.

e) Skreytið með ferskri myntu.

57. Ambrosia ávaxtasalat

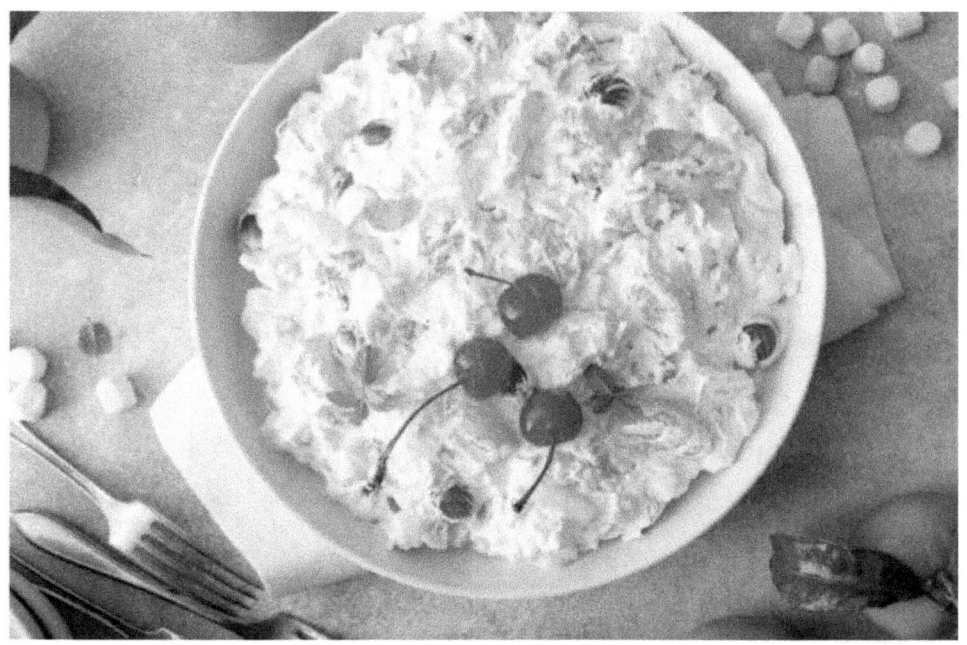

HRÁEFNI:
- 2 dósir Mandarín appelsínur, tæmd
- 2 Ananas, smáréttir, tæmd
- 2 bananar, skornir í sneiðar
- 2 bollar Vínber, græn eða rauð frælaus
- 2 Vanillujógúrt
- 1 bolli Möndlur, skornar í sneiðar
- 2 bollar kókos, flöguð
- 2 bollar marshmallows, lítill

LEIÐBEININGAR:
a) Blandið öllu hráefninu saman og kælið.

58. Ávaxtasalat með myntudressingu

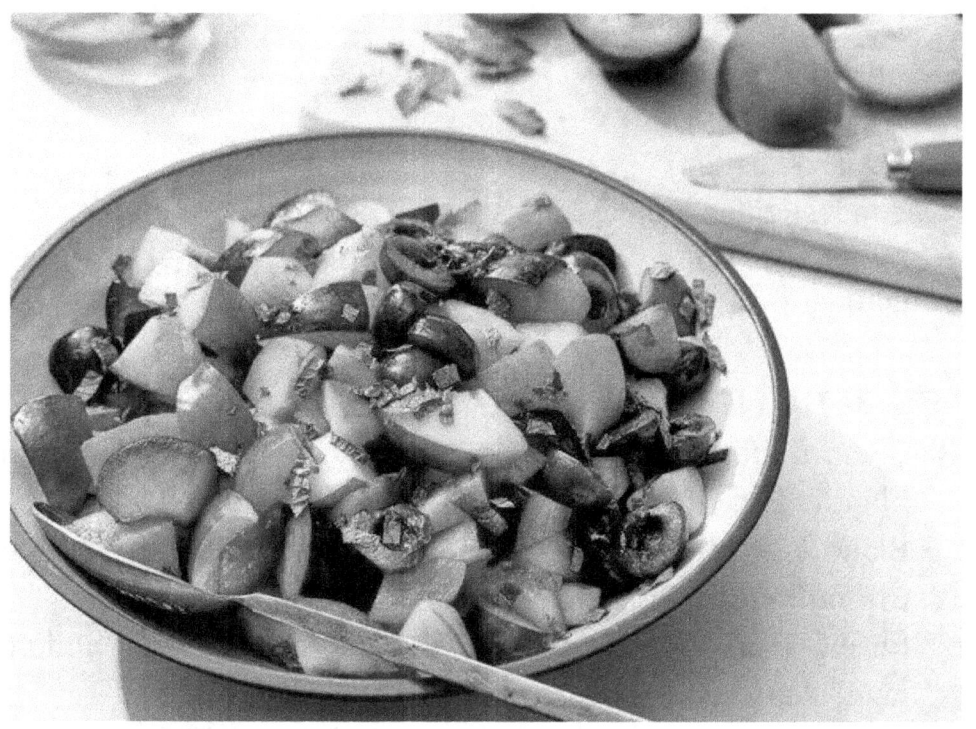

HRÁEFNI:
- ½ bolli hrein jógúrt
- 1 matskeið hunang, tvö bragð
- 1 matskeið Amaretto, tvær klípur
- ½ tsk vanilluþykkni
- 1 dash Múskat
- 2 matskeiðar Hakkað fersk mynta
- 5 hrúgaðir bollar af ferskum ávöxtum, skornir í bita
- Heil myntublöð til að skreyta

LEIÐBEININGAR:
a) Blandið öllu hráefninu í dressinguna í litla skál og blandið þar til það hefur blandast vel saman.
b) Blandið ávöxtum saman í blöndunarskál. Bætið dressingu út í og hrærið vel.
c) Færið yfir í framreiðsluskál og skreytið með heilum myntulaufum.
d) Lokið og kælið stuttlega áður en það er borið fram.

59. Sri Lanka ávaxtasalat

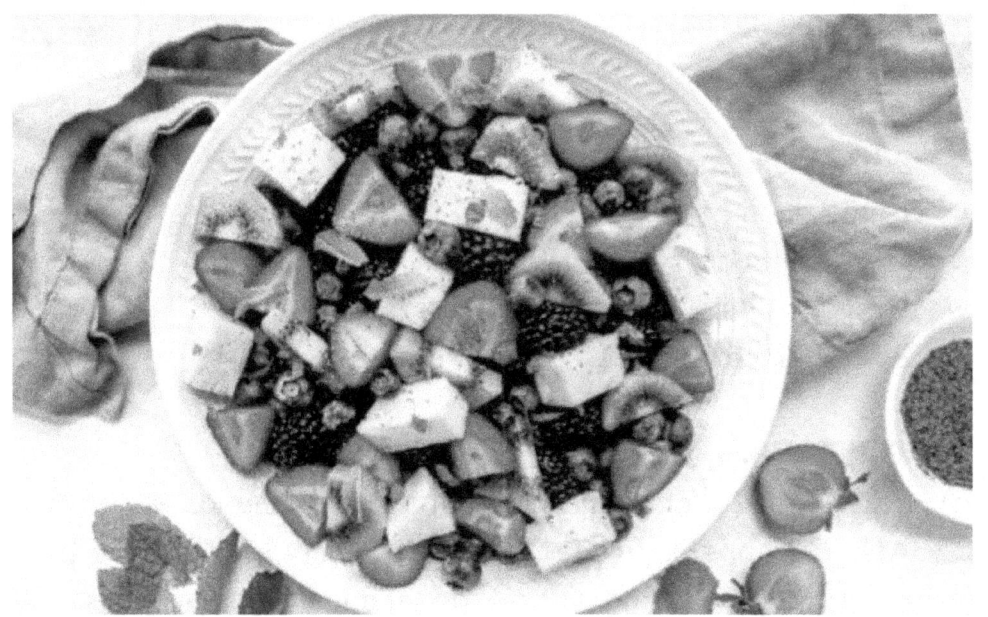

HRÁEFNI:
- 2 Mangó, rifið
- 1 papaya, rifið
- 1 Ananas
- 2 appelsínur
- 2 bananar
- 1 lime, safi af
- 110 grömm af sykurvatni
- 1 tsk Vanilla
- 25 millilítra romm

LEIÐBEININGAR:
a) Flysjið og skerið mangó, papaya og ananas í teninga. Afhýðið appelsínurnar, fjarlægið kornin og skiptið þeim í hluta. Afhýðið og skerið bananana í sneiðar og stráið limesafa yfir þá til að koma í veg fyrir mislitun.

b) Blandið öllum ávöxtunum létt saman í salatskál. Sjóðið sykurinn og vatnið saman og þegar sykurinn hefur leyst upp takið hann af hellunni og leyfið að kólna. Bætið vanilluþykkni og rommi út í sykursírópið og hellið yfir ávaxtasalatið. Látið kólna í kæli áður en það er borið fram.

60. Mimosa ávaxtasalat

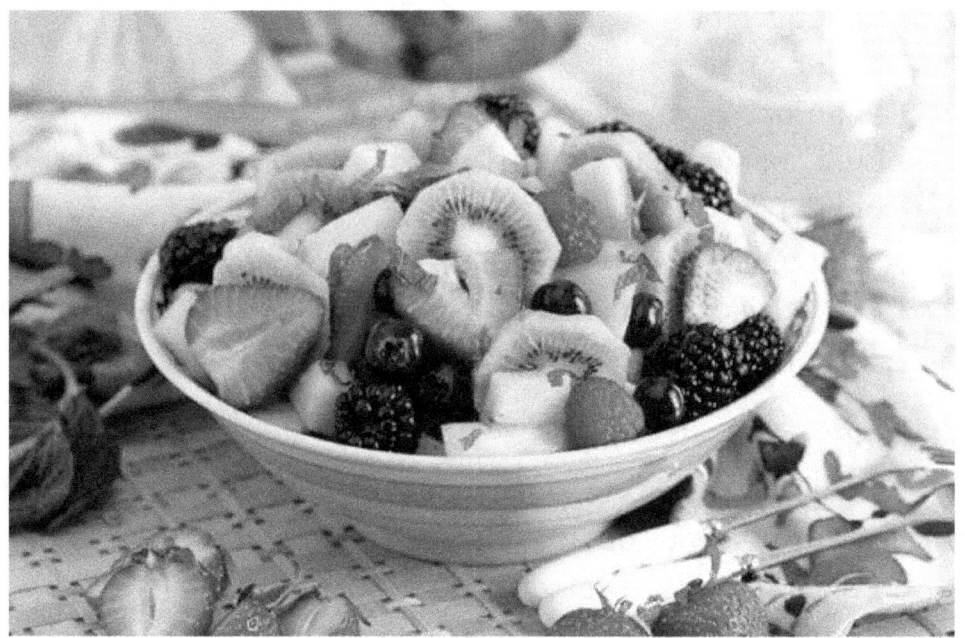

HRÁEFNI:
- 3 kíví, afhýdd og skorin í sneiðar
- 1 bolli brómber
- 1 bolli bláber
- 1 bolli jarðarber, skorin í fjórða
- 1 bolli ananas, skorinn í litla bita
- 1 bolli Prosecco, kælt
- ½ bolli nýkreistur appelsínusafi
- 1 matskeið af hunangi
- ½ bolli fersk mynta

LEIÐBEININGAR:
a) Blandið öllum ávöxtum saman í stóra skál.
b) Hellið Prosecco, appelsínusafa og hunangi yfir ávextina og blandið varlega saman.
c) Skreytið með myntu og berið fram.

61. Mojito ávaxtasalat

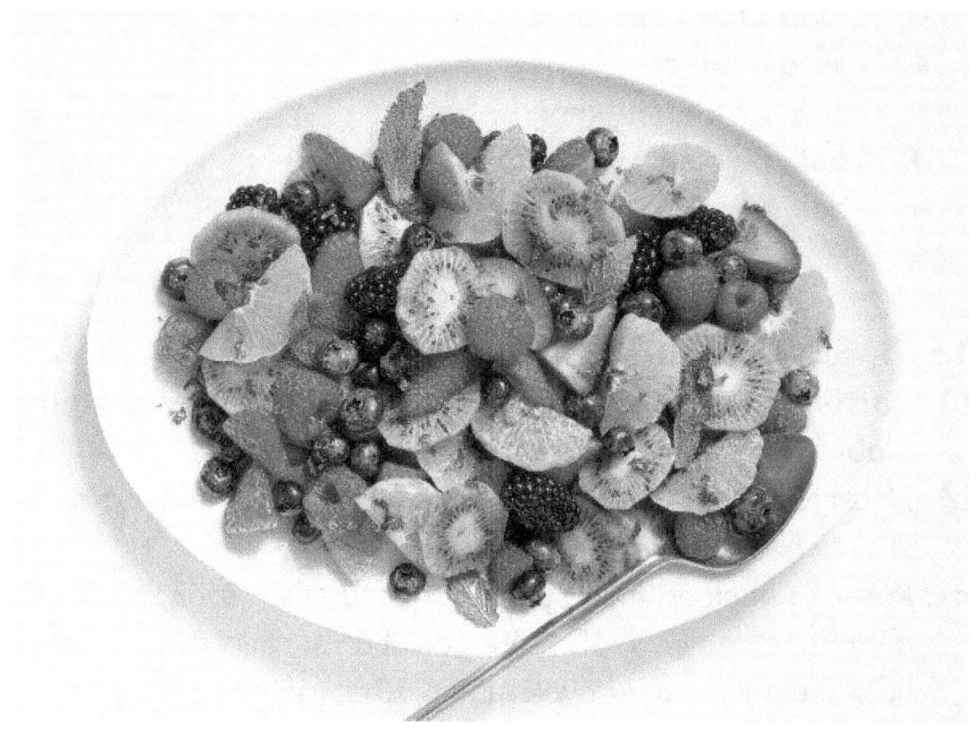

HRÁEFNI:
- 4 bollar saxuð vatnsmelóna
- 1 pund jarðarber, söxuð
- 6 aura hindber
- 6 aura af bláberjum
- $\frac{1}{4}$ bolli pakkað mynta, söxuð
- $\frac{1}{4}$ bolli ferskur lime safi
- 3 matskeiðar af flórsykri

LEIÐBEININGAR:
a) Bætið vatnsmelónu, jarðarberjum, hindberjum, bláberjum og myntu í stóra skál.
b) Hrærið saman limesafa og flórsykri í lítilli skál og hellið svo yfir ávexti og ber.
c) Kastaðu varlega með spaða og láttu síðan standa í kæli í að minnsta kosti 15 áður en þú borðar til að leyfa náttúrulegum safi í ávöxtunum að byrja að koma út.

62. Margarita ávaxtasalat

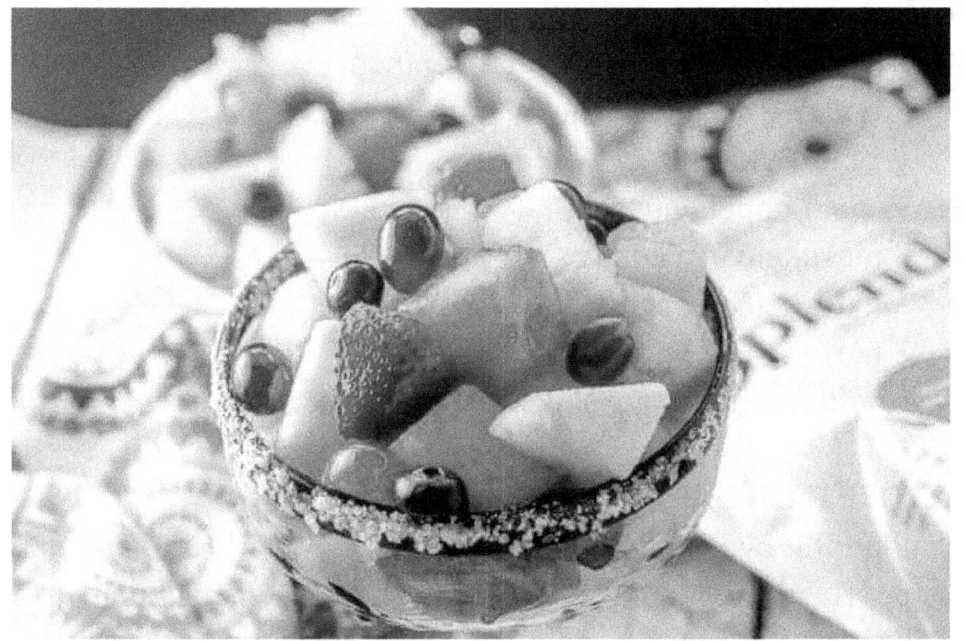

HRÁEFNI:
- 1 kantalópa og hunangsmelóna, skorin í bita
- 2 Appelsínur og greipaldin, skrældar og sneiddar
- 1 Mangó, afhýtt og skorið í teninga
- 2 bollar Jarðarber, helminguð
- $\frac{1}{2}$ bolli Sykur
- ⅓ bolli appelsínusafi
- 3 matskeiðar Tequila
- 3 matskeiðar appelsínulíkjör
- 3 matskeiðar lime safi
- 1 bolli grófrifin fersk kókos

LEIÐBEININGAR:
a) Blandið ávöxtum saman og setjið til hliðar. Í litlum potti, eldið sykur og appelsínusafa við meðalháan hita, hrærið í, í 3 mínútur eða þar til sykurinn leysist upp.

b) Hrærið tequila, líkjör og limesafa saman við. Kólnar aðeins niður í stofuhita.

c) Blandið saman við ávexti. Lokið og kælið í að minnsta kosti tvær klukkustundir eða yfir nótt.

d) Rétt áður en borið er fram, stráið kókos yfir.

63. Ávaxta- og hnetusalat

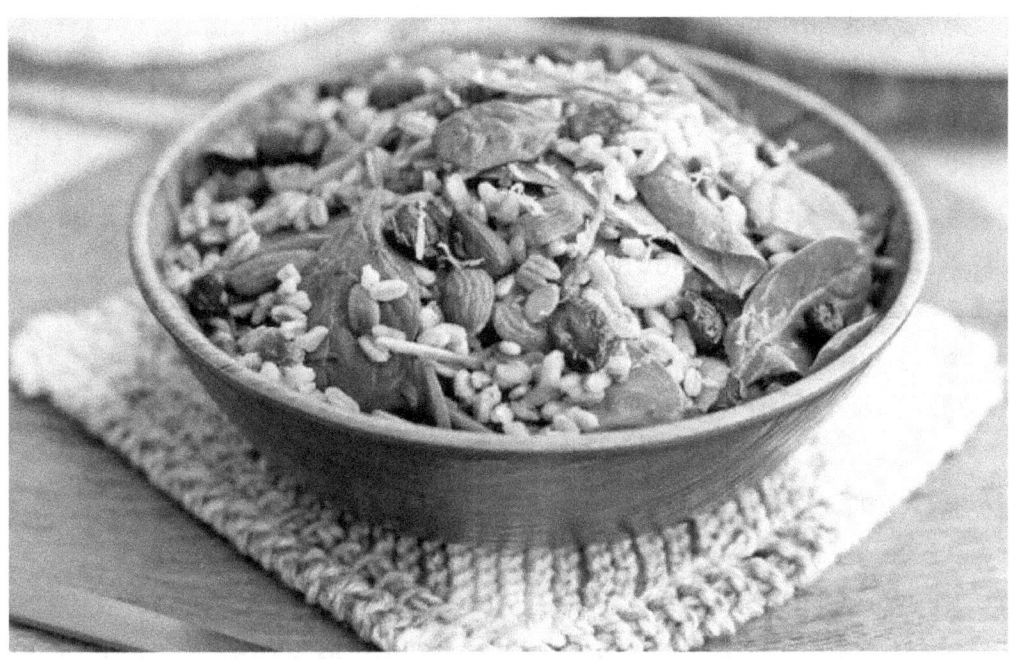

HRÁEFNI:

- 125 gramma langkorna- og villihrísgrjónblöndu, soðin
- 298 grömm dós mandarínur appelsínuhlutar,
- 4 Vorlaukar, skornir á ská
- ½ græn paprika, fræhreinsuð og skorin í sneiðar
- 50 grömm af rúsínum
- 50 grömm af kasjúhnetum
- 15 grömm af flögðum möndlum
- 4 matskeiðar appelsínusafi
- 1 matskeið hvítvínsedik
- 1 matskeið Olía
- 1 klípa Múskat
- Salt og nýmalaður svartur pipar

LEIÐBEININGAR:

a) Setjið allt hráefnið í salatið í skál og blandið vel saman.
b) hráefnunum í dressinguna saman í sérstakri skál .
c) Hellið dressingunni yfir salatið, blandið vel saman og setjið yfir í framreiðslufat.

64. Ávaxtasalat með hnetum

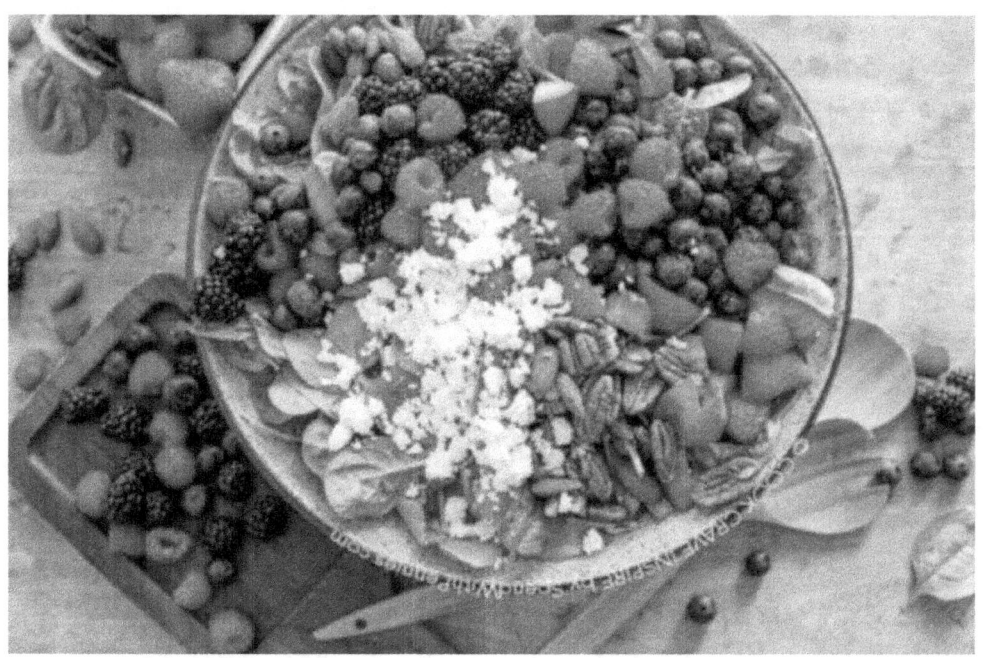

HRÁEFNI:

- 1 hunangsmelóna, lítil
- 2 Appelsínur
- 1 bolli blá vínber
- Salatblöð
- 12 valhnetuhelmingar
- 8 aura jógúrt
- 1 matskeið sítrónusafi
- 1 matskeið appelsínusafi
- 1 matskeið tómatsósa
- 2 matskeiðar gufuð mjólk
- Salt, þjóta
- Hvítur pipar, strá

LEIÐBEININGAR:

a) Skelltu úr melónu með melónukúlu. Skerið hýði af appelsínum, fjarlægið hvítu himnuna og sneiðið þversum.
b) Skerið vínber í tvennt og fjarlægðu fræin. Klæðið glerskál með salatlaufum og raðið melónukúlum, appelsínusneiðum, vínberjum og valhnetum í lög ofan á salatið.
c) Blandið saman og blandið vel saman öllu hráefninu fyrir dressinguna. Stilltu krydd. Hellið dressingu yfir ávextina.
d) Látið salat innihaldsefnin marinerast í 30 mínútur.

65. Ávaxta parfait salat

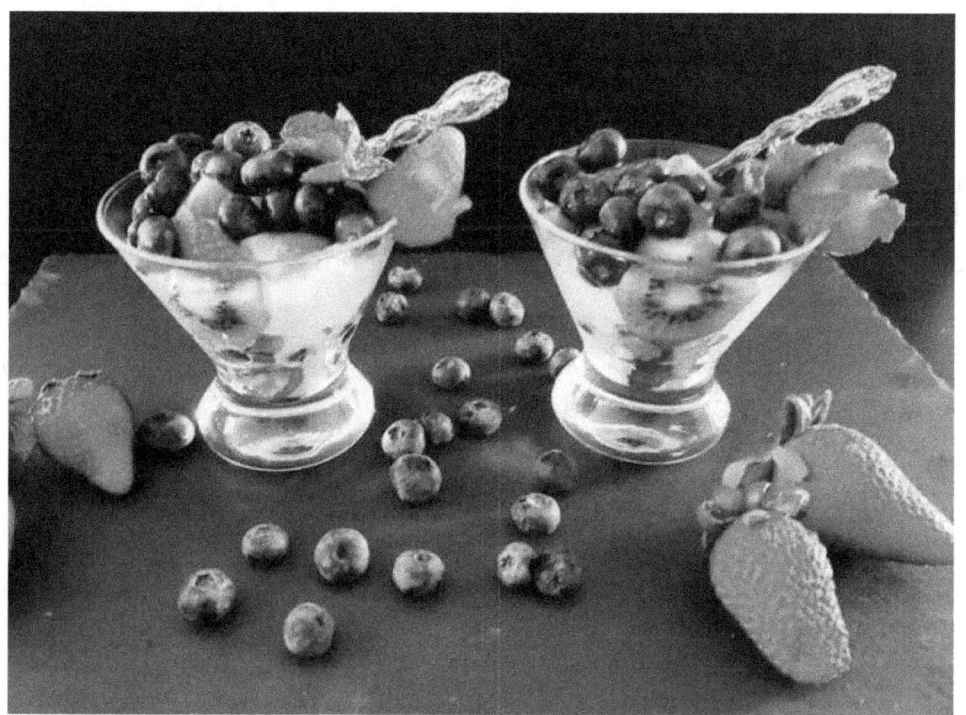

HRÁEFNI:
- 1 stór dós af möluðum ananas
- 1 dós Kirsuberjabökufylling
- 1 dós sæt þétt mjólk
- 1 stór öskju af Cool Whip

LEIÐBEININGAR:
a) Má borða mjúka eða örlítið frosna en bragðast betur örlítið frosnir.
b) Þú getur líka skipt út fyrir aðrar bökufyllingar eins og brómber, ferskja eða bláber.

REGNBOGA VEGGIE SALATSKÁLAR

66. Regnbogasalat

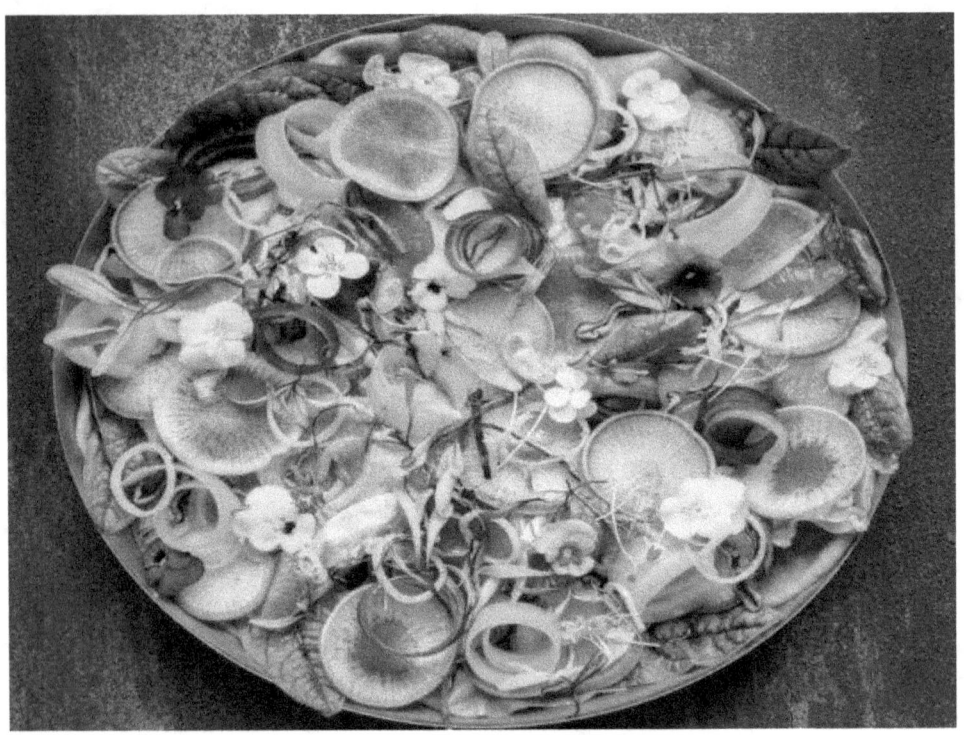

HRÁEFNI:

- 5 aura pakki af smjörkáli
- 5 aura pakki rúlla
- 5 únsa pakki af Spicy mix Microgreens
- 1 þunnt sneið fjólublá radísa
- 1/2 bolli baunir, þunnar sneiðar
- 1 græn radísa, þunnar sneiðar
- 1/4 bolli rauðkál, rifið niður
- 2 skalottlaukar, skornir í hringa
- 1 vatnsmelóna radísa, þunnar sneiðar
- 2 blóðappelsínur, sundurskornar
- 3 regnbogagulrætur, rakaðar í tætlur
- 1/2 bolli blóðappelsínusafi
- 1/2 bolli extra virgin ólífuolía
- 1 matskeið rauðvínsedik
- 1 matskeið þurrkað oregano
- 1 matskeið hunang
- Salt og pipar, tveggja bragða
- til að skreyta æt blóm

LEIÐBEININGAR:

a) Blandið ólífuolíu, rauðvínsediki og oregano saman í ílát. Bætið skalottlauknum út í og látið marinerast í að minnsta kosti 2 klukkustundir á borðinu.
b) Leggið skalottlaukana til hliðar.
c) Þeytið saman appelsínusafa, ólífuolíu, hunangi og smá salti og pipar í krukku þar til það er þykkt og slétt. Kryddið með salti og pipar eftir smekk.
d) Kasta krydduðu blöndunni af örgrænu grænmeti, salati og rucola með um ¼ bolla af vinaigrette í mjög stóra blöndunarskál.

e) Blandið gulrótum, ertum, skalottlaukum og appelsínuhlutum saman við helming radísanna.
f) Settu allt saman og bættu við auka vinaigrette og ætum blómum til að klára.

67. Nasturtium og vínberjasalat

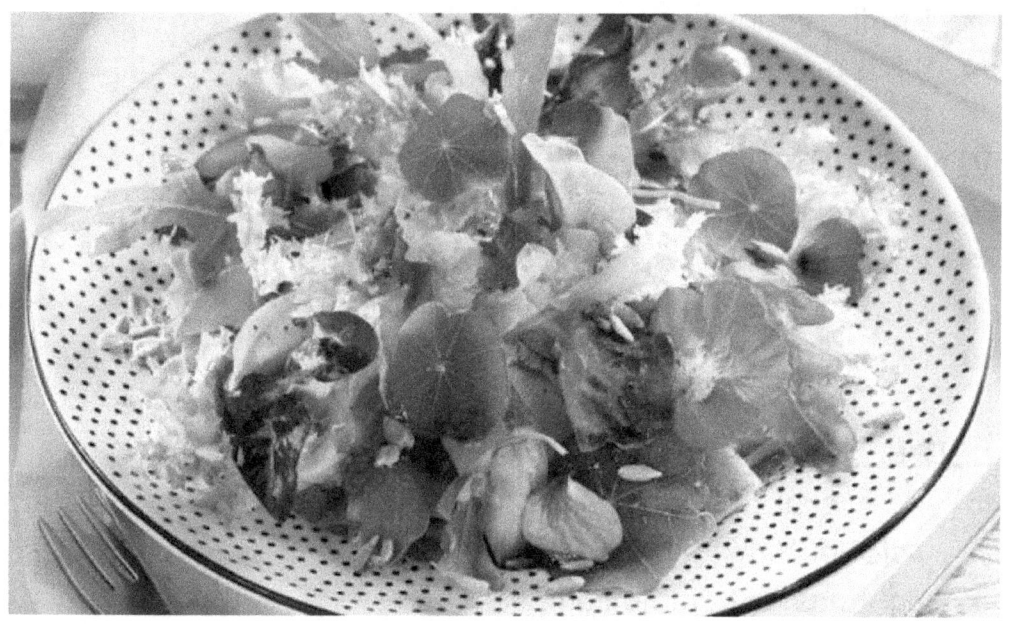

Hráefni:
- 1 haus af rauðu salati
- 1 bolli frælaus vínber
- 8 nasturtium lauf
- 16 Nasturtium blómstrar

VINAIGRETTE:
- 3 matskeiðar salatolía
- 1 matskeið hvítvínsedik
- 1½ tsk Dijon sinnep
- 1 klípa af svörtum pipar

LEIÐBEININGAR:
a) Á hvern af diskunum fjórum skaltu raða 5 rauðum salatlaufum, ¼ bolla af vínberjum, 2 nasturtiumblöðum og 4 nasturtiumblómum.
b) Þeytið saman allt vinaigrette hráefnið í skál.
c) Dreypið dressingunni jafnt yfir hvert salat.
d) Berið fram strax.

68. Pansy salat

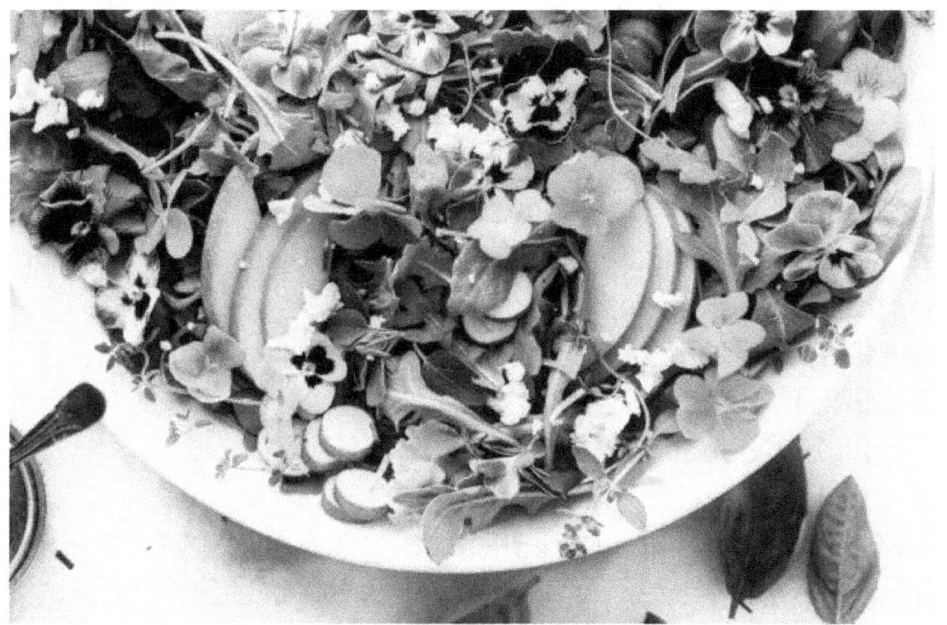

Hráefni:
- 6 bollar barn rucola
- 1 epli, mjög þunnt skorið
- 1 gulrót
- ¼ rauðlaukur, mjög þunnar sneiðar
- handfylli af ýmsum ferskum kryddjurtum eins og basil, oregano, timjan, aðeins laufblöð
- 2 aura rjómalöguð geitaostur, notaðu muldar pistasíuhnetur fyrir vegan
- Pansies, stilkur fjarlægður

VINAIGRETTE
- ¼ bolli blóðappelsína
- 3 matskeiðar ólífuolía
- 3 matskeiðar kampavínsedik
- klípa af salti

LEIÐBEININGAR

a) Þeytið vínaigrettuna saman og stillið eitthvað af innihaldsefnunum að ykkar smekk.
b) Hrúgðu grænmetinu í breiða salatskál.
c) Afhýðið og rakið gulrótina í þunnar strimla með því að nota grænmetisskrjálsara.
d) Bætið við grænmetið ásamt eplasneiðum, lauk og kryddjurtum.
e) Hrærið með dressingunni og skreytið salatið með geitaosti og pansies.
f) Berið fram strax.

69. Grænt salat með ætum blómum

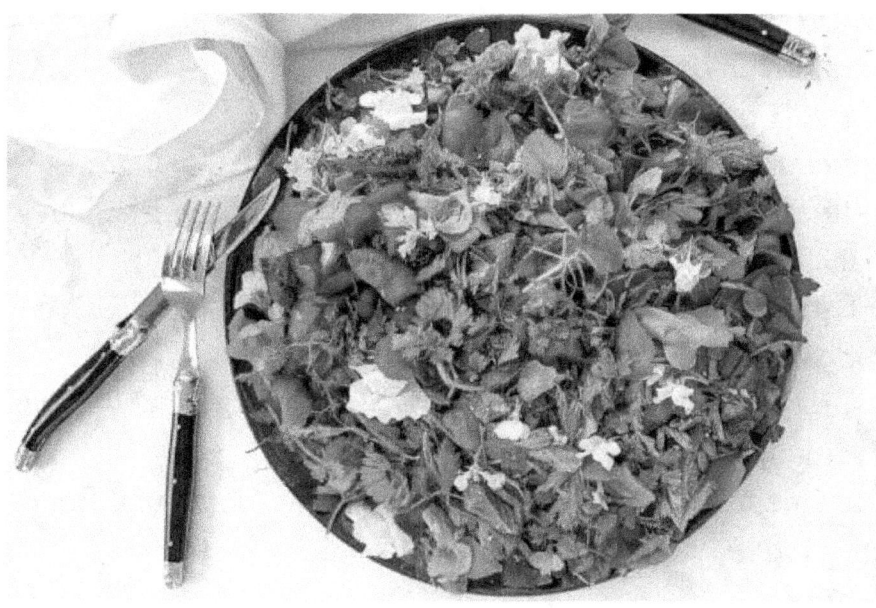

Hráefni:
- 1 tsk rauðvínsedik
- 1 tsk Dijon sinnep
- 3 matskeiðar extra virgin ólífuolía
- Gróft salt og nýmalaður pipar
- 5 ½ aura mjúkt barnasalat grænmeti
- 1 pakki af ósprautuðum víólum eða öðrum ætum blómum

LEIÐBEININGAR

a) Blandið ediki og sinnepi saman í skál.
b) Þeytið olíu smám saman út í og kryddið síðan dressinguna með salti og pipar.
c) Kasta dressingu með grænu og toppa með blómum. Berið fram strax.

70. Sumarsalat með tofu og ætum blómum

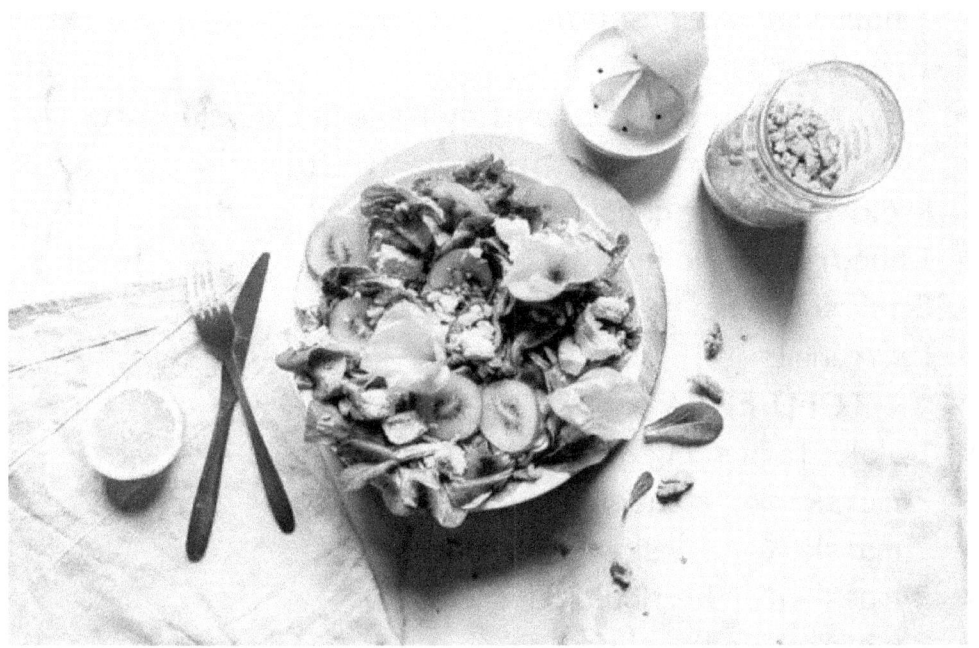

Hráefni:
FYRIR SUMARSALATIÐ:
- 2 hausar af smjörsalati
- 1 pund lambskál
- 2 gylltir kiwi nota græna ef gylltir eru ekki til
- 1 handfylli af ætum blómum valfrjálst- ég notaði kvöldvorrósa úr garðinum mínum
- 1 handfylli af valhnetum
- 2 tsk sólblómafræ valfrjálst
- 1 sítrónu

FYRIR TOFU FETA:
- 1 blokk tófú sem ég notaði extra stíft
- 2 matskeiðar eplaedik
- 2 matskeiðar ferskur sítrónusafi
- 2 matskeiðar hvítlauksduft
- 2 matskeiðar laukduft
- 1 tsk ferskt eða þurrt dill
- 1 klípa af salti

LEIÐBEININGAR
a) Skerið extra stífa tófúið í skál í teninga, bætið öllu hinu hráefninu út í og stappið með gaffli.
b) Setjið í lokað ílát og geymið í ísskáp í nokkrar klukkustundir.
c) Til að bera fram skaltu raða stærri blöðunum á botninn á stóru skálinni þinni: smjörsalati og lambasalat ofan á.
d) Skerið kíví í sneiðar og leggið ofan á salatblöðin.
e) Dreifið nokkrum valhnetum og sólblómafræjum í skálina.
f) Veldu og vandlega ætu blómin þín. Settu þær varlega utan um salatið þitt.

g) Taktu tófú feta úr ísskápnum, á þessum tímapunkti ættir þú að geta skorið í það/molað það. Settu nokkra stóra bita allt í kring.
h) Safa hálfa sítrónu yfir allt og koma hinum helmingnum á borðið til að bæta smá.

REGNBOGA POKE skálar

71. Drekaávöxtur og lax pota skál

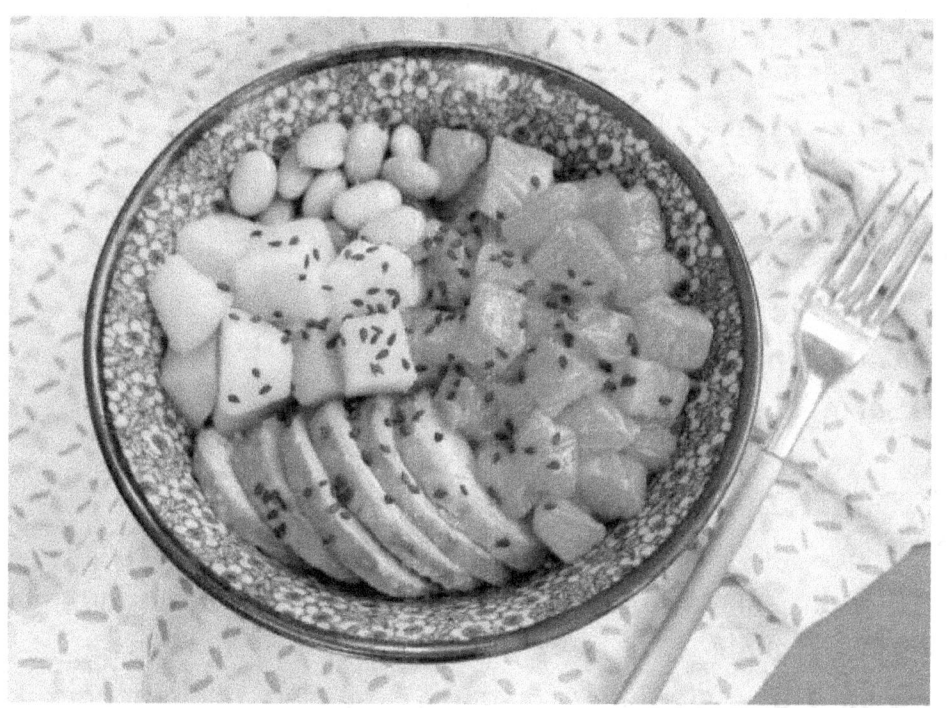

HRÁEFNI:

- 1 drekaávöxtur
- 1 pund sushi-gráðu lax, í teningum
- ½ bolli niðurskorin agúrka
- ½ bolli niðurskorið avókadó
- ¼ bolli niðurskorinn rauðlaukur
- 2 matskeiðar sojasósa
- 2 matskeiðar hrísgrjónaedik
- 1 matskeið sesamolía
- Salt og pipar eftir smekk
- Soðin hrísgrjón, til framreiðslu

LEIÐBEININGAR:

a) Skerið drekaávöxtinn í tvennt og ausið holdið út.
b) Blandið saman laxinum, gúrkunni, avókadóinu og lauknum í stóra skál.
c) Í sérstakri skál, þeytið saman sojasósu, hrísgrjónaedik, sesamolíu, salti og pipar.
d) Brjótið dressinguna saman við laxablönduna þar til hún hefur blandast vel saman.
e) Brjótið drekaávaxtakjötið saman við.
f) Berið fram yfir soðnum hrísgrjónum.

72. Hawaiian Ahi Poke

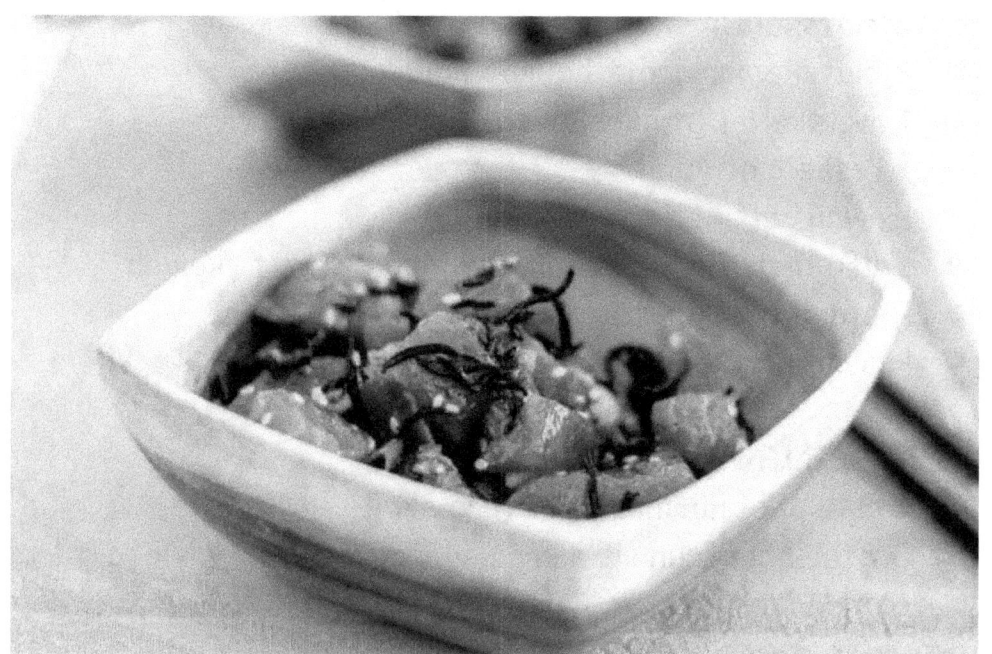

HRÁEFNI:
- 1 pund ahi, skorið í 1 tommu teninga
- 2 matskeiðar skorinn grænn laukur
- 2 matskeiðar gróft hakkað limu kohu
- 1 matskeið fínt skorinn sætur Maui laukur
- 1 teskeið af kanil
- Hawaii salt eftir smekk
- Valfrjálst: 1-3 Hawaiian chilipipar, smátt skorinn
- Ristar Kukui hnetur, 4oz (113g)
- Hawaii hvítt sjávarsalt frá Hawaii-eyjum, 2lb poki

LEIÐBEININGAR:
a) Settu ahi í miðlungs til stóra skál.
b) Bætið hráefnunum saman við og hrærið varlega til að blanda saman.

73. Túnfiskpottaskálar með mangó

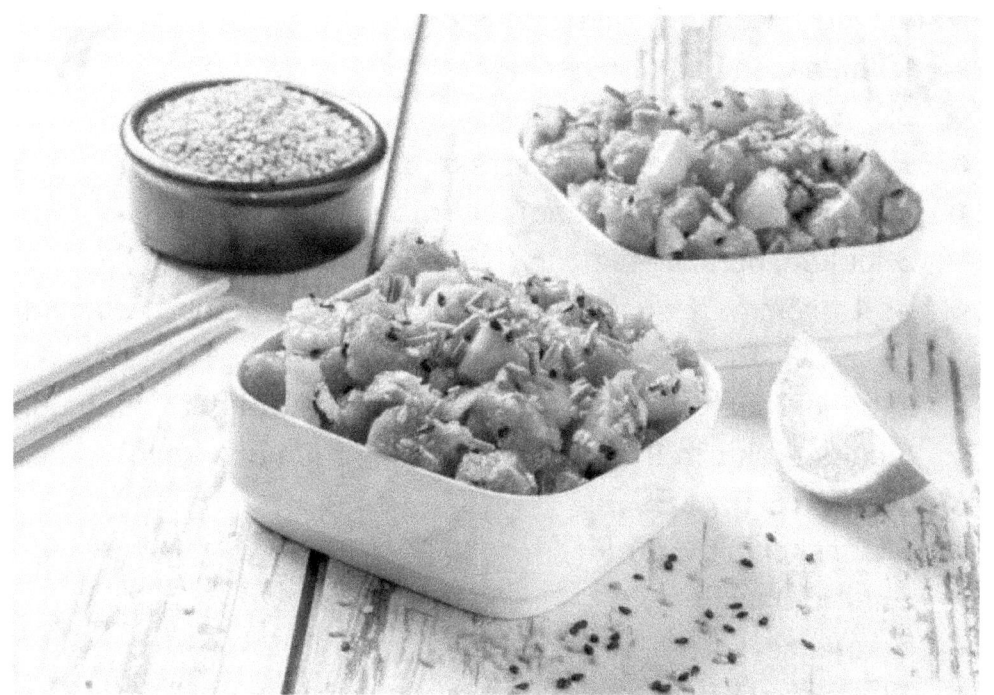

HRÁEFNI:

- 60 ml sojasósa (¼ bolli + 2 matskeiðar)
- 30 ml jurtaolía (2 matskeiðar)
- 15 ml sesamolía (1 matskeið)
- 30 ml hunang (2 matskeiðar)
- 15 ml Sambal Oelek (1 matskeið, sjá athugasemd)
- 2 tsk ferskur rifinn engifer (sjá athugasemd)
- 3 laukar, þunnar sneiðar (hvítir og grænir hlutar)
- 454 grömm af sushi-gráðu ahi túnfiski (1 pund), skorinn í ¼ eða ½ tommu bita
- 2 bollar sushi hrísgrjón, soðin samkvæmt leiðbeiningum á pakka (skipta út fyrir önnur hrísgrjón eða korn)

VALFRJÁLST ÁLEGG:

- Niðurskorið avókadó
- Sneidd agúrka
- Edamame
- Súrsett engifer
- Saxað mangó
- Kartöfluflögur eða wonton hrökk
- sesamfræ

LEIÐBEININGAR:

a) Í meðalstórri skál, þeytið saman sojasósu, jurtaolíu, sesamolíu, hunangi, Sambal Oelek, engifer og lauk.

b) Bætið túnfisknum í hægeldunum út í blönduna og blandið saman. Leyfðu blöndunni að marinerast í ísskápnum í að minnsta kosti 15 mínútur, eða allt að 1 klukkustund.

c) Til að bera fram skaltu ausa sushi hrísgrjónum í skálar, toppa með marineruðum túnfiskpotti og bæta við áleggi sem þú vilt.

d) Auka sósa verður til að dreyfa yfir áleggið; berið það fram til hliðar.

74. Kryddaður túnfiskskál

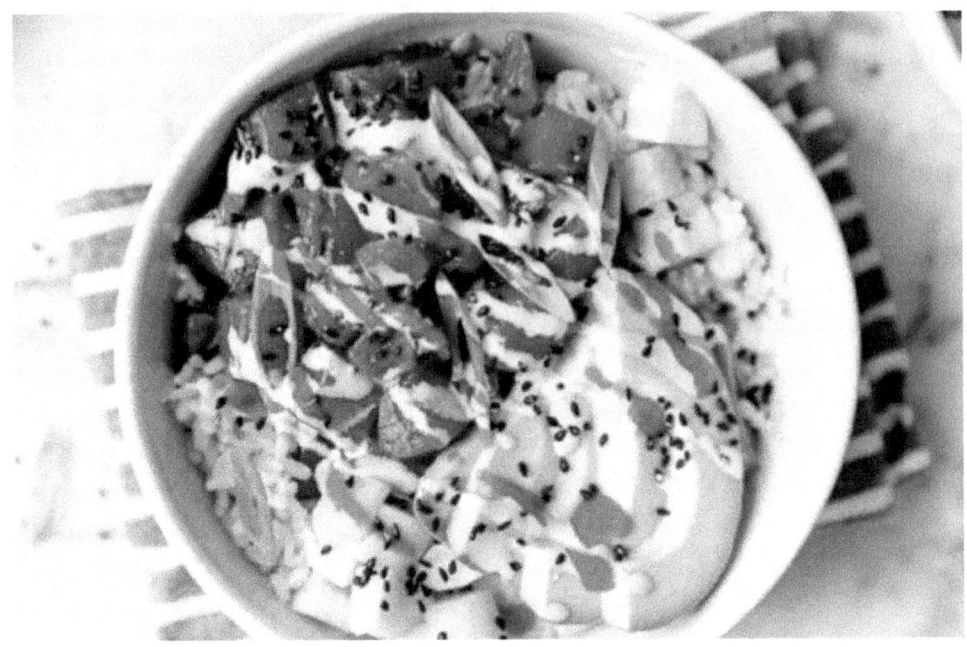

HRÁEFNI:
FYRIR TÚNFISKINN:
- 1/2 pund sushi-gráðu túnfiskur, skorinn í 1/2 tommu teninga
- 1/4 bolli niðurskorinn rauðlaukur
- 2 matskeiðar minni natríum sojasósa eða glútenlaus tamari
- 1 tsk sesamolía
- 1/2 tsk sriracha

FYRIR SPICY MAYO:
- 2 matskeiðar létt majónesi
- 2 tsk sriracha sósa

FYRIR SKÁLINA:
- 1 bolli soðin stuttkornin brún hrísgrjón eða sushi hvít hrísgrjón
- 1 bolli gúrkur, skrældar og skornar í 1/2 tommu teninga
- 1/2 miðlungs Hass avókadó (3 aura), sneið
- 2 laukar, sneiddir til skrauts
- 1 tsk svört sesamfræ
- Minnkað natríum soja eða glútenlaust tamari, til að bera fram (valfrjálst)
- Sriracha, til að bera fram (valfrjálst)

LEIÐBEININGAR:
a) Blandið majónesi og sriracha saman í litla skál, þynnið með smá vatni til að dreypa.
b) Í meðalstórri skál, blandaðu saman túnfiski með lauk, sojasósu, sesamolíu og sriracha. Hrærið varlega til að blanda saman og setjið til hliðar á meðan þú útbýr skálarnar.

c) Leggðu helminginn af hrísgrjónunum, helminginn af túnfisknum, avókadóinu, gúrkunni og lauknum í tvær skálar.
d) Stráið krydduðu majói yfir og stráið sesamfræjum yfir. Berið fram með auka sojasósu til hliðar, ef vill.
e) Njóttu djörfs og kryddlegs bragðs af þessari yndislegu kryddduðu túnfiskskál!

75. Shoyu og kryddaður Mayo Lax Poke Bowl

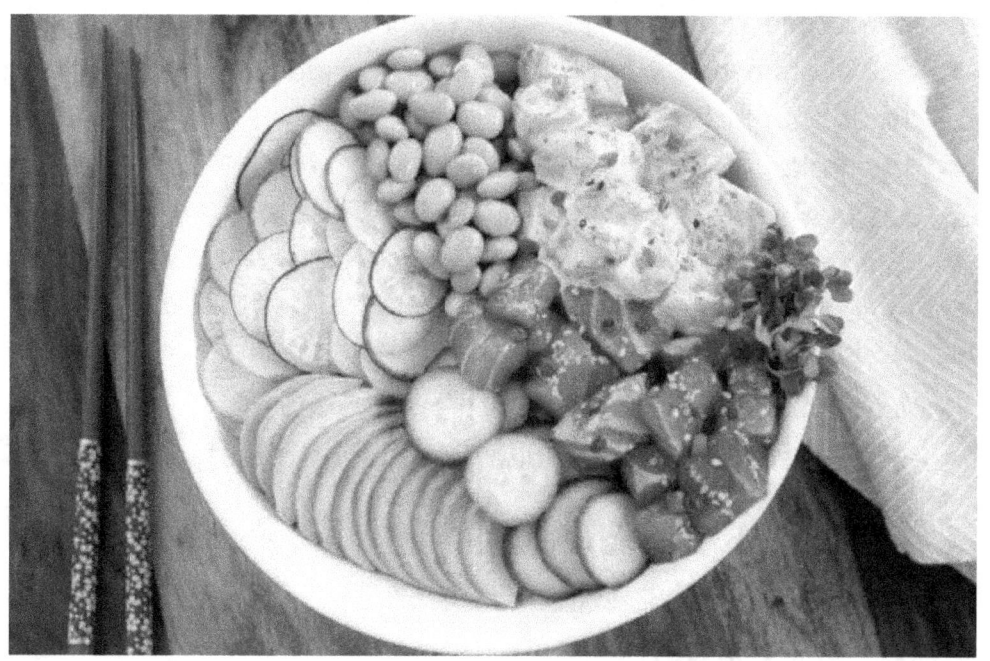

HRÁEFNI:
- 10 oz sashimi-gráðu lax eða túnfiskur, skorinn í bitastóra teninga og skipt í tvennt
- 2 skammtar af hrísgrjónum, japönsk stuttkorna hrísgrjón helst
- Furikake krydd

SHOYU MARINADE FYRIR 5OZ AF FISK:
- 1 matskeið af japönskum sojasósu
- ½ teskeið sesamolía
- ½ teskeið ristuð sesamfræ
- 1 grænn laukur, saxaður
- ¼ Lítill sætur laukur, þunnt sneið (valfrjálst)

SPICY MAYO FYRIR 5OZ AF FISK:
- 1 matskeið Kewpie majónes
- 1 tsk Sweet Chili sósa
- ¼ teskeið Sriracha
- ¼ teskeið La-Yu Chili olía eða sesamolía
- Klípa af sjávarsalti
- 1 grænn laukur, saxaður
- 1 tsk Tobiko, valfrjálst

HUGMYNDIR:
- Skeldi Edamame
- Avókadó
- Kryddað krabbasalat
- Japanskar gúrkur, þunnar sneiðar
- Þangsalat
- Radísur, þunnar sneiðar
- Masago
- Súrsaður engifer
- Wasabi
- Stökkur steiktur laukur

- Radish spíra
- Shichimi Togarashi

LEIÐBEININGAR:
SHOYU MARINADE:
a) Í skál skaltu sameina japanska sojasósu, sesamolíu, ristuð sesamfræ, saxaðan grænan lauk, sneiðan sætan lauk (valfrjálst) og 5 oz af laxi í teningum.
b) Kasta til að sameina og setja það í kæli á meðan annað hráefni er útbúið.

SPICY MAYO:
c) Blandaðu saman Kewpie-majónesi, sætri chilisósu, sriracha, La-Yu chiliolíu, smá sjávarsalti, saxuðum grænlauk í skál. Stilltu kryddmagnið eftir smekk með því að bæta við meira Sriracha ef þess er óskað. Bætið 5 oz af laxi í teningum, blandið saman og setjið í kæli.

SAMSETNING:
d) Setjið hrísgrjón í tvær skálar, stráið Furikake kryddi yfir.
e) Efstu hrísgrjónaskálar með Shoyu-laxi, krydduðum Mayo-laxi, gúrku, avókadó, radísum, Edamame og öðru áleggi.

76. Kaliforníu eftirlíkingar krabba pota skálar

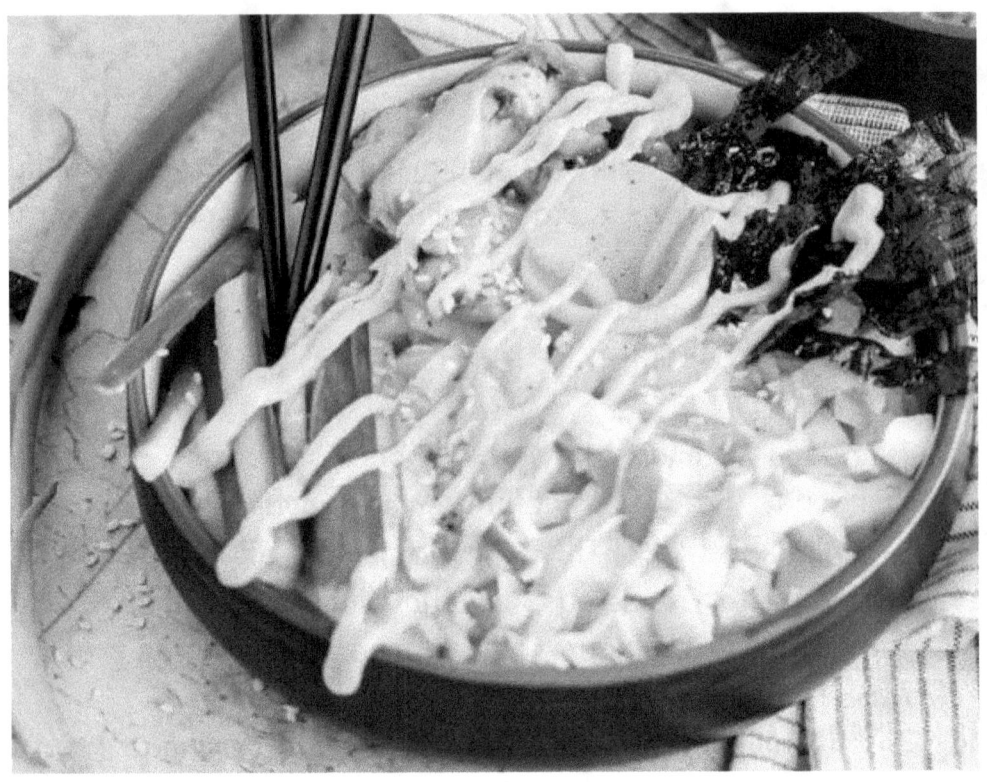

HRÁEFNI:

- 2 bollar basmati eða jasmín hrísgrjón
- 1 snakkpakki ristaðar þangstrimlar
- 1 bolli eftirlíkingu af krabbakjöti
- ½ mangó
- ½ avókadó
- ½ bolli ensk agúrka
- ¼ bolli jalapeño, skorinn í teninga
- 4 msk kryddað majó
- 3 msk hrísgrjónaedik
- 2 matskeiðar balsamik gljáa
- 1 msk sesamfræ

LEIÐBEININGAR:

a) Eldið hrísgrjónin samkvæmt leiðbeiningum á pakka. Þegar það er soðið skaltu hræra í hrísgrjónaediki og setja það í skálina þína.

b) Skerið mangóið og grænmetið mjög fínt. Skerið jalapenos í sneiðar fyrir kryddað marr. Leggðu þau ofan á hrísgrjónin.

c) Bætið fínt skornu eftirlíkingu af krabbakjöti í skálina.

d) Dreypið sterku majó og balsamikgljáa yfir skálina fyrir aukið bragð. Toppið með sesamfræjum og þangstrimlum.

e) Njóttu!

77. Kryddaðir krabbapottaskálar

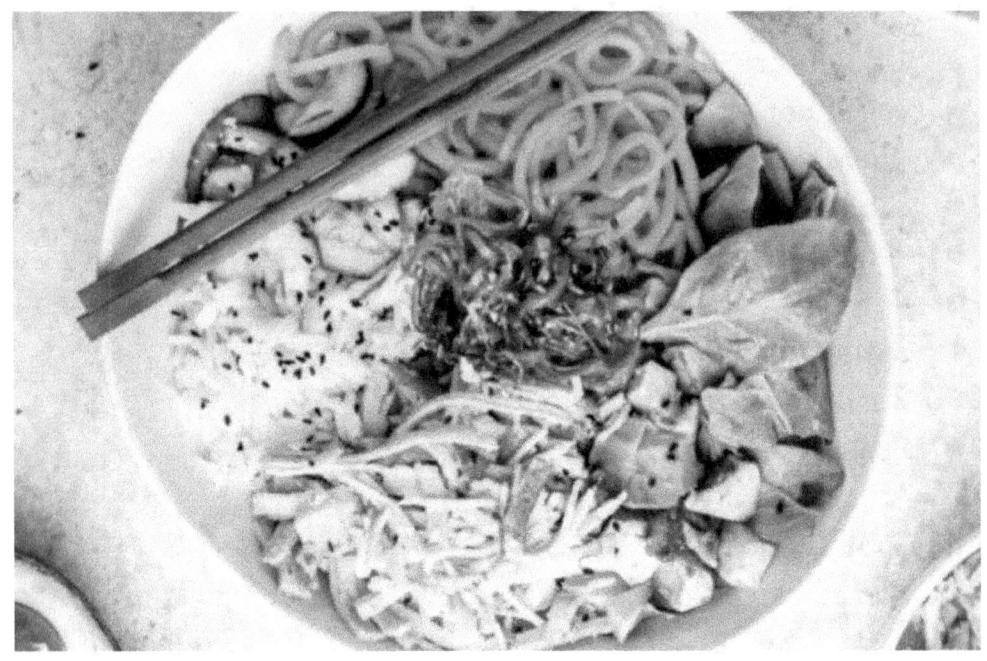

HRÁEFNI:
SUSHI HRÍSGRJÓN:
- 1 bolli stuttkorna sushi hrísgrjón
- 2 matskeiðar hrísgrjónaedik
- 1 tsk sykur

POKE BOWL SÓSA:
- 1 matskeið púðursykur
- 3 matskeiðar mirin
- 2 matskeiðar hrísgrjónaedik
- 3 matskeiðar sojasósa
- $\frac{1}{4}$ teskeið maíssterkju

KRYDDAÐ KRABBASALAT:
- 8 aura eftirlíkingu af krabbakjöti, rifið eða saxað
- ⅓ bolli majónes (í japönskum stíl ef það er til staðar)
- 2 matskeiðar sriracha, meira og minna eftir smekk

POKE BOWLS (NOTAÐU HVAÐA SEM ÞÚ VILT):
- Þangsalat
- Skurður í sneiðar
- Sneiddar agúrkur
- Julienne gulrætur
- Avókadó í teningum
- Fersk spínatblöð
- Súrsuðum daikon eða öðrum japönskum súrum gúrkum
- sesam olía
- sesamfræ

LEIÐBEININGAR:
UNDIRBÚA SUSHI HRÍSGRJÓN:
a) Eldið sushi hrísgrjónin samkvæmt leiðbeiningum á pakka. Þegar búið er að elda, stráið hrísgrjónaediki og sykri

yfir. Hrærið varlega til að blanda saman. Látið hrísgrjónin kólna aðeins.

GERÐU POKE BOWL SÓSU:

b) Þeytið saman púðursykur, mirin, hrísgrjónaedik, sojasósu og maíssterkju í köldum potti. Hitið sósuna við meðalhita, látið suðuna koma upp og látið malla í eina mínútu. Hrærið í þessu ferli. Slökktu á hitanum og láttu sósuna kólna á meðan önnur hráefni í skálinni eru útbúin

ÚTBÚIÐ KRYDDAÐ KRABBASALAT:

c) Blandið saman eftirlíkingu af krabbakjöti, majónesi og sriracha í skál. Stilltu sriracha eða mayo eftir þínum smekk.

d) Geymið í kæli þar til það er tilbúið til notkunar.

SETTU SAMAN POTTASKÁLAR:

e) Búðu til grunn með hrísgrjónum og/eða fersku spínati í grunnum skálum. Toppið með krydduðum krabba og viðbótaráleggi að eigin vali.

f) Dreypið tilbúinni poke sósu yfir samansettar skálar. Bætið við smá sesamolíu og stráið sesamfræjum yfir fyrir aukið bragð.

g) Berið fram strax með köldu hráefni yfir heitum hrísgrjónum. Njóttu yndislegrar blöndu af sterkum krabba, sushi-hrísgrjónum og sætu sojapottaskálarsósunni!

78. Rjómalöguð Sriracha rækjupottaskálar

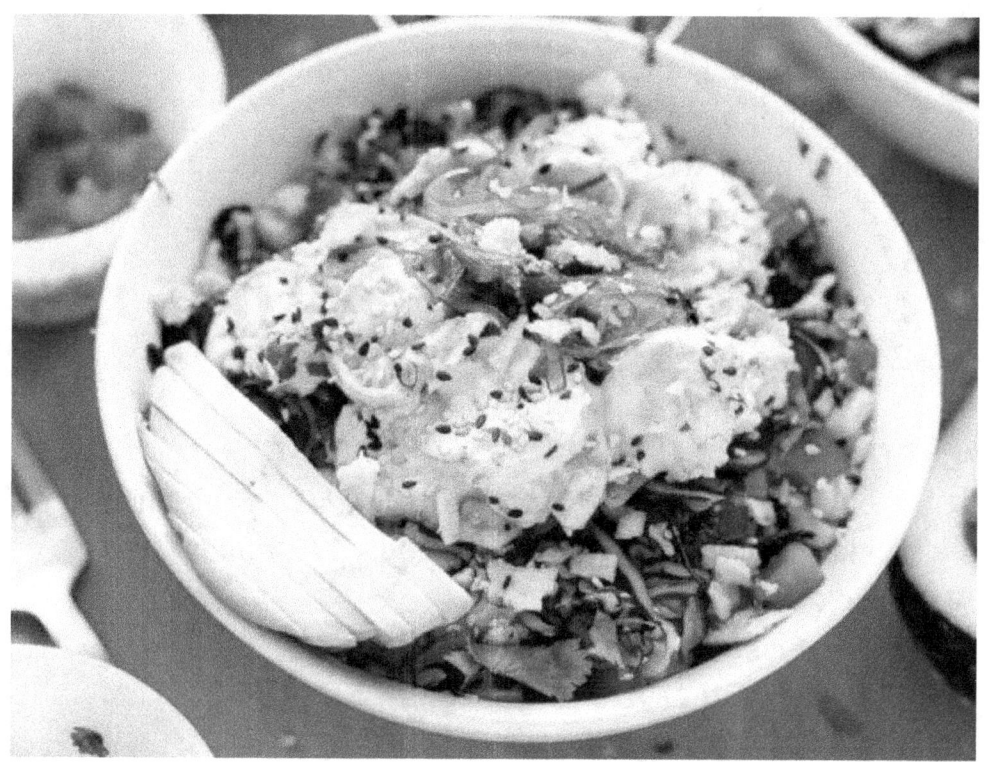

HRÁEFNI:
FYRIR POKE BOWLS:
- 1 pund soðnar rækjur
- 1 blað af nori, skorið í strimla
- 1 avókadó, skorið í sneiðar
- 1 pakki þangsalat
- 1/2 rauð paprika, skorin í teninga
- 1/2 bolli rauðkál, þunnt sneið
- 1/3 bolli kóríander, smátt saxað
- 2 msk sesamfræ
- 2 msk wonton ræmur

FYRIR SUSHI HRÍSGRJÓN:
- 1 bolli soðin sushi hrísgrjón (um 1/2 bolli þurr – sjá pakka fyrir vatnsmagn, venjulega 1 1/2 bollar)
- 2 msk sykur
- 2 msk hrísgrjónavínsedik

FYRIR RJÓMALÖGÐU SRIRACHA SÓSUNA:
- 1 msk sriracha
- 1/2 bolli sýrður rjómi

FYRIR SÍTRÓNUGRASKORNIÐ:
- 1/2 bolli maís
- 1/2 stöngull sítrónugras, þunnar sneiðar
- 1 hvítlauksgeiri, saxaður
- 1 msk sojasósa

LEIÐBEININGAR:
UNDIRBÚA SUSHI HRÍSGRJÓN:
a) Eldið sushi hrísgrjón í hrísgrjónavél eða samkvæmt leiðbeiningum á pakka. Þegar búið er að elda, bætið sykri og hrísgrjónaediki út í og hrærið yfir.

Rjómalöguð Sriracha sósa:

b) Blandið sriracha og sýrðum rjóma saman við. Kasta rækjum í þessa sósu. Notaðu forsoðnar rækjur eða þíðaðu frosnar hráar rækjur og sjóðaðu í vatni í 2-3 mínútur.

Sítrónugras maís:

c) Hrærið maís, sojasósu, hvítlauk og sítrónugrasi við meðalháan hita í 5-6 mínútur þar til það er eldað í gegn.

SETTU SAMAN POTTASKÁLAR:

d) Bætið sushi hrísgrjónum í hverja skál, leggið síðan rækjur og allt annað álegg í lag, þar á meðal nori ræmur, avókadó sneiðar, þangsalat, hægeldað rauð paprika, þunnt sneið rauðkál, kóríander, sesamfræ og wonton ræmur.

e) Blandið öllu saman í skálinni og tryggið að rjómalöguðu srirachahúðuðu rækjurnar dreifist jafnt.

79. Fiskur og Wasabi pota skál

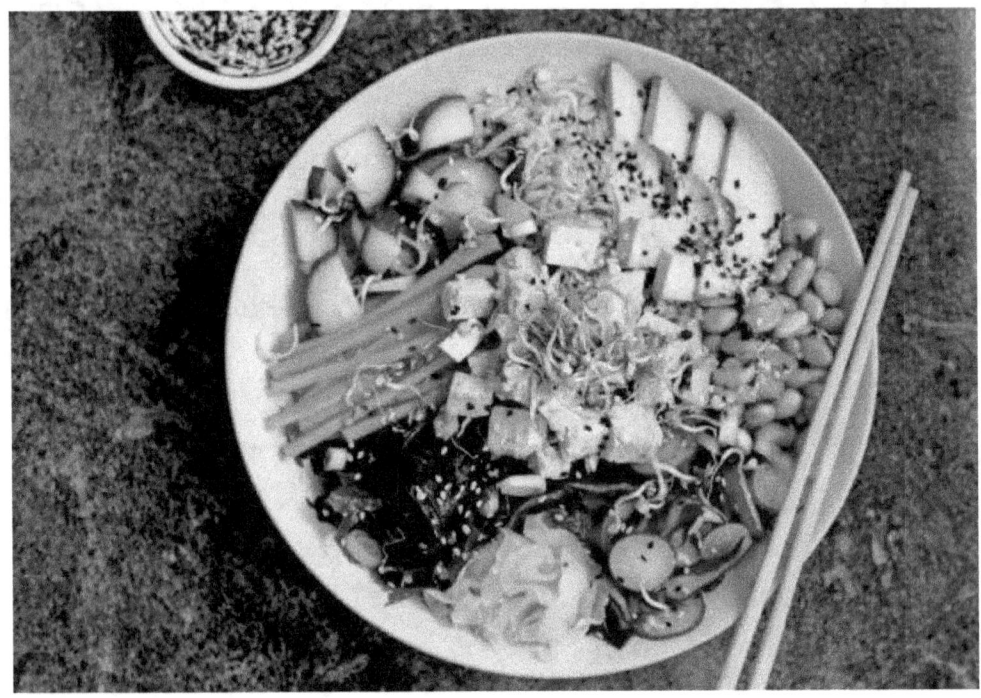

HRÁEFNI:
FYRIR FISKINN:
- 1 flak af laxi eða túnfiski (tryggðu að það sé sashimi/sushi-flokkur - óhætt að neyta hrátt!) eða notaðu reyktan lax, eldaðan kjúkling, rækjur o.s.frv.
- ⅓ bolli kókos amínó
- ¼ bolli appelsínusafi
- Samhæft Wasabi
- 1 pakki (2 msk) Tessemae's Avocado Ranch Dressing

FYRIR SKÁLINA:
- Blómkálshrísgrjón (soðin eða hrá)
- Hægelduð agúrka
- Hægeldað mangó
- Hægeldaður Ananas
- Rauðlaukur í hægeldunum
- Grænn laukur
- Rífnar gulrætur
- Snap Peas
- Valmöguleikarnir og fjölhæfnin eru endalaus!

LEIÐBEININGAR:
Undirbúa fiskinn:
a) Flakaðu fiskinn ef hann er ekki búinn.
b) Skerið fiskinn í litla teninga.

GERÐU MARINADE:
c) Í lítilli skál, hrærið saman kókoshnetu amínó, appelsínusafa, wasabi og Tessemae's Avocado Ranch Dressing.
d) Marinerið fiskbitana í þessari blöndu í 10-15 mínútur.
Settu skálina saman:

e) Notaðu eins marga eða eins fáa ávexti og grænmeti og þú vilt. Það er pottaskálin þín!
f) Blandið saman blómkálshrísgrjónum, agúrku í teningum, hægelduðum mangó, hægelduðum ananas, hægelduðum rauðlauk, grænum lauk, rifnum gulrótum og bautum í skál.
g) Settu marineruðu fiskbitana varlega ofan á samansett grænmeti og blómkálshrísgrjón.

80. Keto Spicy Ahi Tuna Poke Bowl

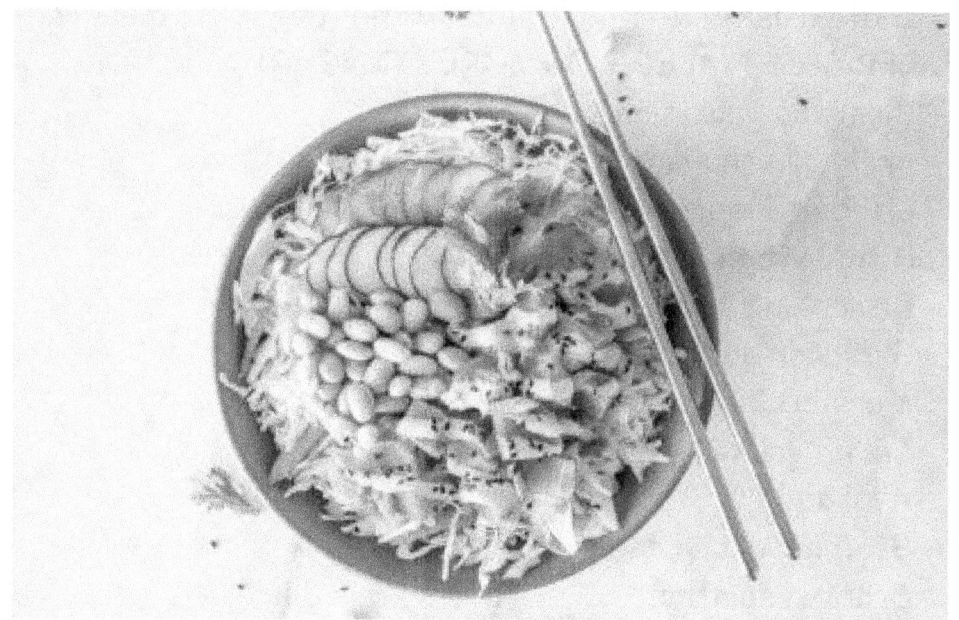

HRÁEFNI:
- 1 punda Ahi Tuna Poke Kit frá Vital Choice
- 1 lota asískt sætt og kryddað majó (uppskrift að neðan)

VALFRJÁLST ÁLEGG OG SKREYTINGAR:
- Blómkáls hrísgrjón
- Núll kolvetna hrísgrjón
- Lífrænt edamame með skel
- Rífið hvítkál
- Rífnar gulrætur
- Gerjaðar gulrætur
- Marineraðir sveppir
- Sætur laukur
- Avókadó
- Grænn laukur í sneiðar
- Svart sesamfræ
- Agúrka
- Radísur
- Cilantro

LEIÐBEININGAR:

UNDIRBÚÐU ASÍSKAN SÆTTAN OG KRYDDAN MAJÓ:
a) Í lítilli skál skaltu búa til slatta af asískum sætum og krydduðum maíó samkvæmt meðfylgjandi uppskrift. Setja til hliðar.

SETTU SAMAN POKE BOWL:
b) Raðið valfrjálsu áleggi og skreyti að eigin vali í skál.
c) Settu teninga af sushi-gráðu túnfiski (úr Ahi Tuna Poke Kit) yfir hráefninu sem er raðað í skálina.
d) Dreypið asísku sætu og krydduðu Mayo sósunni ofan á pota skálina.

81. Lax og Kimchi með Mayo Poke

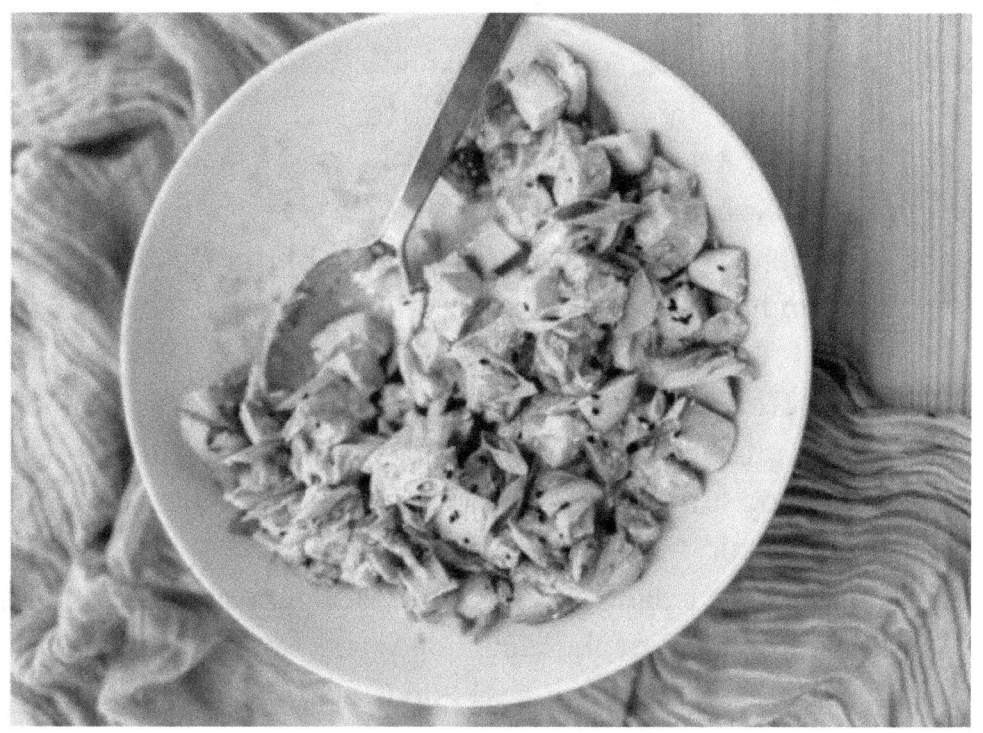

HRÁEFNI:
- 2 tsk. soja sósa
- 1 tsk. rifið ferskt engifer
- 1/2 tsk. fínt saxaður hvítlaukur
- 1 lb. lax, skorinn í 3/4 tommu bita
- 1 tsk. ristað sesamolía
- 1/2 c. saxaður kimchi
- 1/2 c. þunnar sneiðar (aðeins grænir hlutar)
- Salt tvo lykla

LEIÐBEININGAR:
a) Blandið saman sojasósu, engifer og hvítlauk í lítilli skál. Hrærið og látið engiferið og hvítlaukinn standa í um það bil 5 mínútur til að mýkjast.
b) Í meðalstórri skál skaltu kasta laxinum með sesamolíu þar til hann er jafnhúðaður - þetta kemur í veg fyrir að sýrustigið í kimchi "eldi" fiskinn. Bætið kimchi, lauknum og sojasósublöndunni út í.
c) Brjótið varlega saman þar til það er vel blandað saman. Smakkið til og bætið salti við eftir þörfum; ef kimchiið þitt er þegar vel kryddað gætirðu ekki þurft neitt salt.
d) Berið fram strax, eða hyljið vel og geymið í kæli í allt að einn dag. Ef þú lætur pota marinerast skaltu smakka það aftur rétt áður en það er borið fram; þú gætir þurft að krydda það með smá salti.

82. Kimchi laxpota

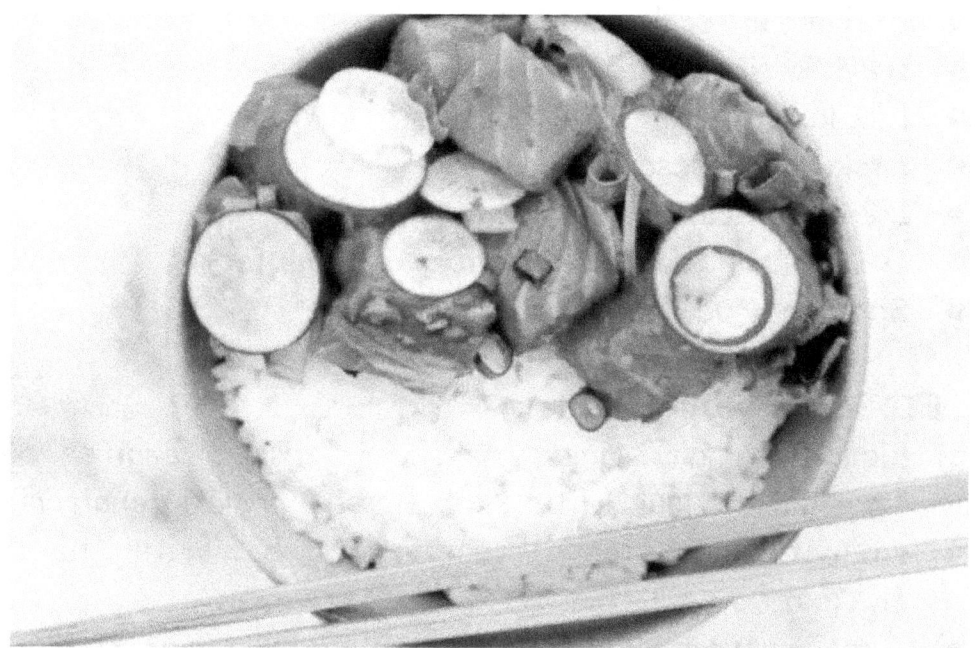

HRÁEFNI:
- 2 tsk. soja sósa
- 1 tsk. rifið ferskt engifer
- 1/2 tsk. fínt saxaður hvítlaukur
- 1 lb. lax, skorinn í 3/4 tommu bita
- 1 tsk. ristað sesamolía
- 1/2 c. saxaður kimchi
- 1/2 c. þunnar sneiðar (aðeins grænir hlutar)
- Salt tvo lykla

LEIÐBEININGAR:
a) Blandið saman sojasósu, rifnum ferskum engifer og söxuðum hvítlauk í litla skál. Hrærið og látið engiferið og hvítlaukinn standa í um það bil 5 mínútur til að mýkjast.
b) Í meðalstórri skál skaltu kasta laxinum með ristaðri sesamolíu þar til hann er jafnhúðaður. Þetta kemur í veg fyrir að sýrustigið í kimchiinu „eldi" fiskinn.
c) Bætið söxuðum kimchi, þunnum sneiðum og sojasósublöndunni í skálina með laxi. Brjótið varlega saman þar til það er vel blandað saman.
d) Smakkið til og bætið salti eftir þörfum. Ef kimchi er þegar vel kryddað gætirðu ekki þurft viðbótarsalt.
e) Berið fram strax, eða hyljið vel og geymið í kæli í allt að einn dag. Ef marinerað er skaltu smakka aftur rétt áður en það er borið fram og saltað ef þarf.

83. Seared Tuna Poke Bowls

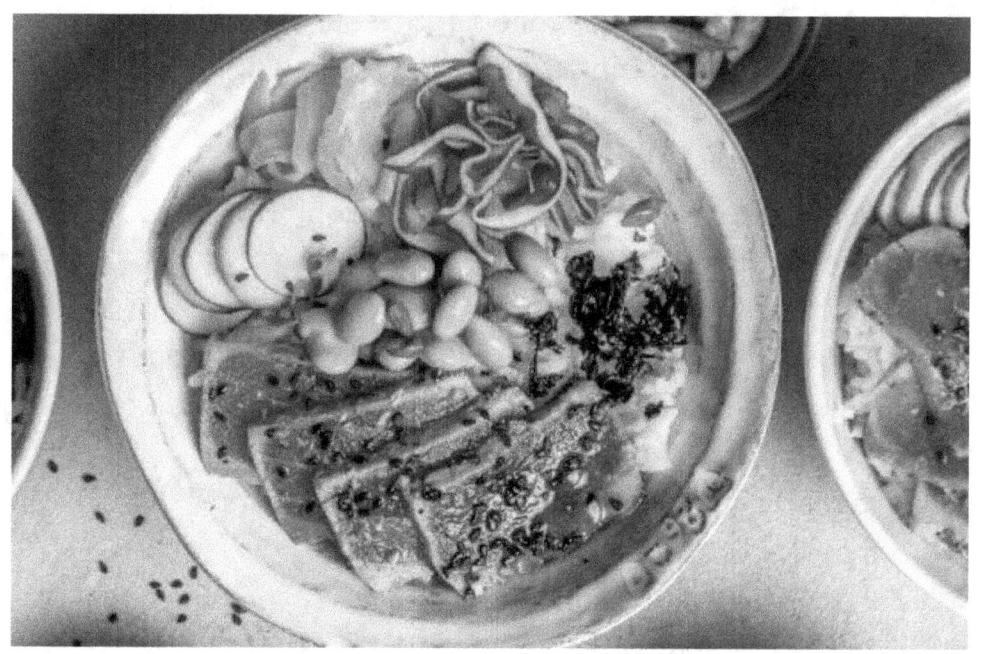

HRÁEFNI:
FYRIR POKA
- 1 pund Irresistibles seared túnfiskur og Tataki
- Soðin hvít hrísgrjón til að bera fram poke með

FYRIR MARINADE
- ¼ bolli sætur laukur, þunnt sneið
- 1 rauðlaukur, sneiddur á hlutdrægni (um ¼ bolli) auk meira til skrauts
- 2 hvítlauksrif, söxuð
- 2 tsk svört sesamfræ, ristuð auk meira til skrauts
- 2 tsk kasjúhnetur (ristaðar og ósaltaðar), saxaðar og ristaðar
- 1 rauður chili saxaður auk meira til skrauts
- 3 matskeiðar sojasósa
- 2 matskeiðar sesamolía
- 2 tsk hrísgrjónaedik
- 1 tsk af lime safa
- 1 msk sriracha auk meira til framreiðslu
- ¼ tsk sjávarsalt
- ½ tsk rauð piparflögur (valfrjálst)

AUKA SKreytingarmöguleikar
- Sneidd agúrka
- Niðurskornar radísur
- Niðurskorið hvítkál
- Þangflögur
- Saxað avókadó
- Edamame

LEIÐBEININGAR:

a) Blandið öllu hráefninu í marineringuna saman í stóra skál og bætið við steiktum túnfisksneiðum og blandið varlega til að hjúpa.
b) Lokið og kælið í 10-30 mínútur.
c) Takið úr ísskápnum og berið fram yfir hvítum hrísgrjónabeði ásamt skreytingum sem þið viljið og heitri sósu/sriracha til hliðar.

REGNBOGA SUSHI skálar

84. Appelsínugult Sushi bollar

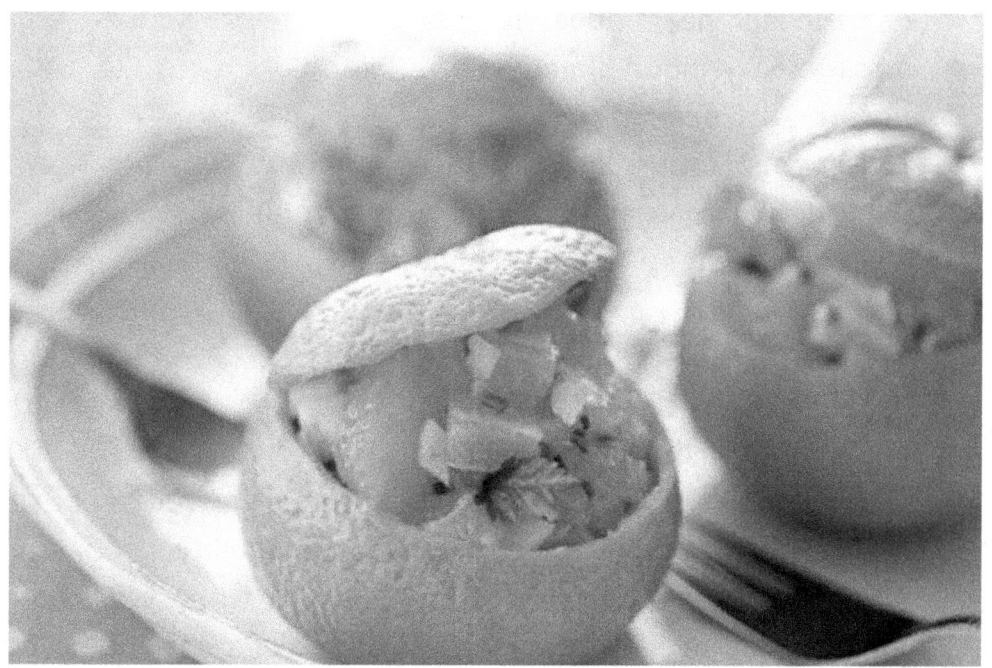

HRÁEFNI:
- 1 bolli tilbúin hefðbundin sushi hrísgrjón
- 2 frælausar nafla appelsínur
- 2 teskeiðar tíndar plómumauk
- 2 tsk ristað sesamfræ
- 4 stór shiso lauf eða basil lauf
- 4 tsk hakkað grænn laukur, aðeins grænir hlutar
- 4 krabbastafir eftirlíkingar, leikstíll
- 1 blað af nori

LEIÐBEININGAR:
a) Undirbúið Sushi hrísgrjónin.
b) Skerið appelsínurnar í tvennt þversum. Fjarlægðu örlítið sneið af botni hvers helmings þannig að hver og einn sitji flatt á skurðborðinu. Notaðu skeið til að fjarlægja innmatið úr hverjum helmingi. Geymið alla safa, deig og hluta til annarra nota eins og Ponzu sósu.
c) Dýfðu fingurgómunum í vatni og settu um það bil 2 matskeiðar af tilbúnum Sushi hrísgrjónum í hverja appelsínuskál.
d) Smyrjið ½ teskeið af súrsuðu plómumaukinu yfir hrísgrjónin. Bætið öðrum 2 matskeiðum af hrísgrjónum í hverja skálina. Stráið ½ teskeið af ristuðu sesamfræjunum yfir hrísgrjónin.
e) Stingdu einu shiso laufblaði í hornið á hverri skál. Settu 1 tsk af grænlauknum fyrir framan shiso laufin í hverri skál. Taktu eftirlíkingu af krabbastangunum og nuddaðu þeim á milli lófanna til að tæta eða notaðu hníf til að skera þá í strimla. Hrafðu krabba að verðmæti eins stafs ofan á hverja skál.

f) Til að bera fram, skerið noriið í eldspýtustokka með hníf. Toppið hverja skál með nokkrum af nori-rifunum. Berið fram með sojasósu.

85. Hrærið Sushi skál

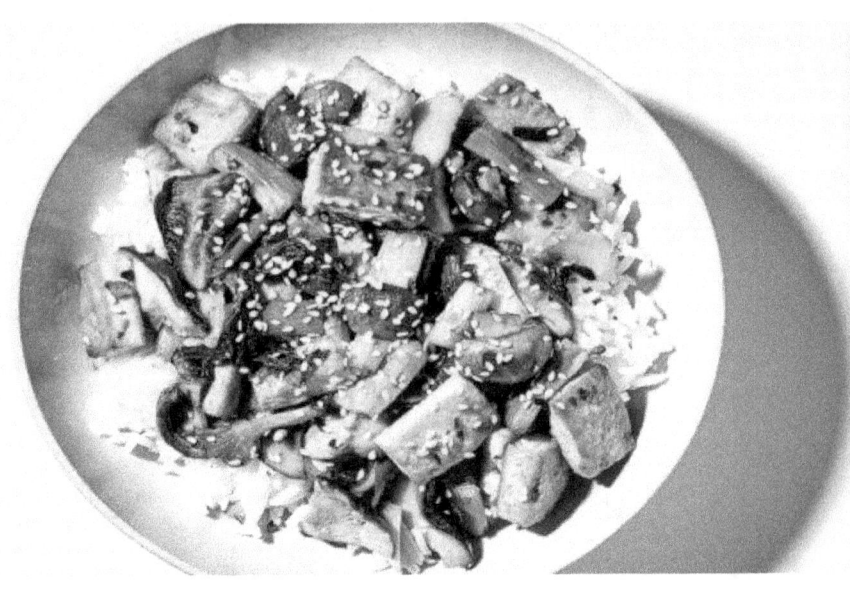

HRÁEFNI:
- 1½ bolli Sushi hrísgrjón
- 4 stór smjörsalatblöð
- ½ bolli ristaðar jarðhnetur, gróft saxaðar
- 4 tsk hakkað grænn laukur, aðeins grænir hlutar
- 4 stórir shiitake sveppir, stilkar fjarlægðir og þunnar sneiðar
- Krydduð Tofu blanda
- ½ gulrót, spíralskorin eða rifin

LEIÐBEININGAR:
a) Undirbúið sushi hrísgrjón og kryddað tofu blöndu.
b) Raðið smjörsalatblöðunum á framreiðslubakka.
c) Hrærið saman tilbúnum Sushi hrísgrjónum, ristuðum hnetum, söxuðum grænum lauk og shiitake sveppasneiðum í meðalstórri skál.
d) Skiptið blönduðu hrísgrjónunum á milli "skálanna".
e) Pakkið hrísgrjónunum varlega í salatskálina.
f) Skiptið krydduðu tófúblöndunni á milli kálskálanna.
g) Toppið hvern með nokkrum af gulrótarsnúningunum eða rifnum.
h) Berið steiktu skálarnar fram með sætu sojasírópi.

86. Sushiskál með eggjum, ostum og grænum baunum

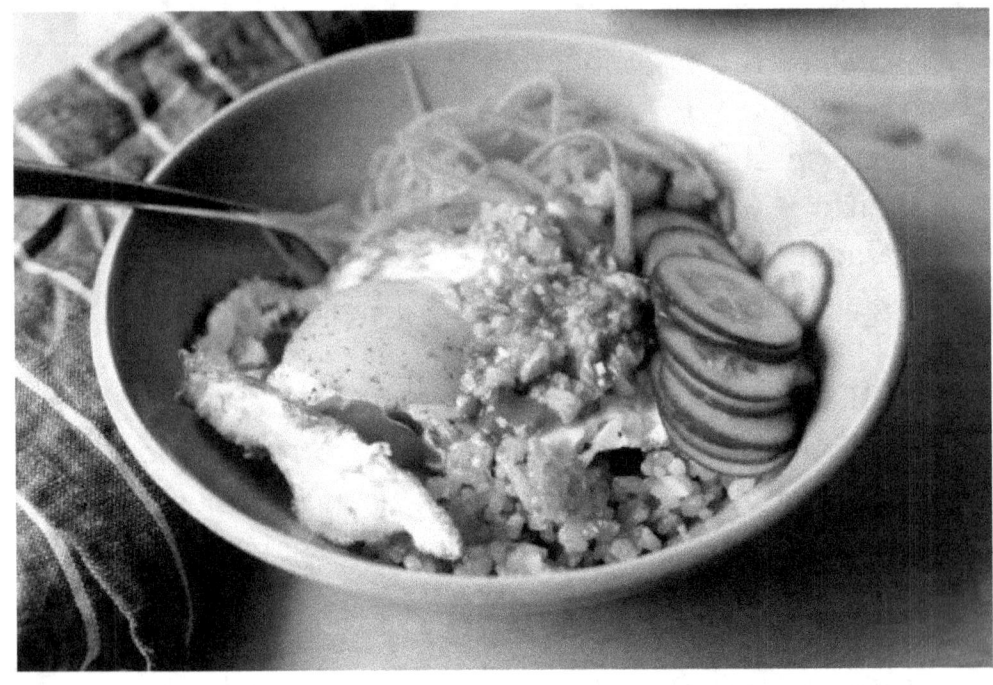

HRÁEFNI:
- 1½ bollar tilbúin hefðbundin Sushi hrísgrjón
- 10 grænar baunir, hvítaðar og skornar í strimla
- 1 japönsk eggjakaka lak, skorin í strimla
- 4 matskeiðar geitaostur, mulinn
- 2 tsk hakkað grænn laukur, aðeins grænir hlutar

LEIÐBEININGAR:
a) Undirbúið Sushi hrísgrjón og japanska eggjaköku lakið.
b) Bleytið fingurgómana áður en ¾ bolli af sushi hrísgrjónum er bætt í hverja skál.
c) Fletjið varlega út yfirborð hrísgrjónanna í hverri skál.
d) Skiptið grænu baununum, eggstrimunum og geitaostinum á milli skálanna tveggja í aðlaðandi mynstri.
e) Til að bera fram, stráið 1 teskeið af grænum lauk í hverja skál.

87. Peach Sushi skál

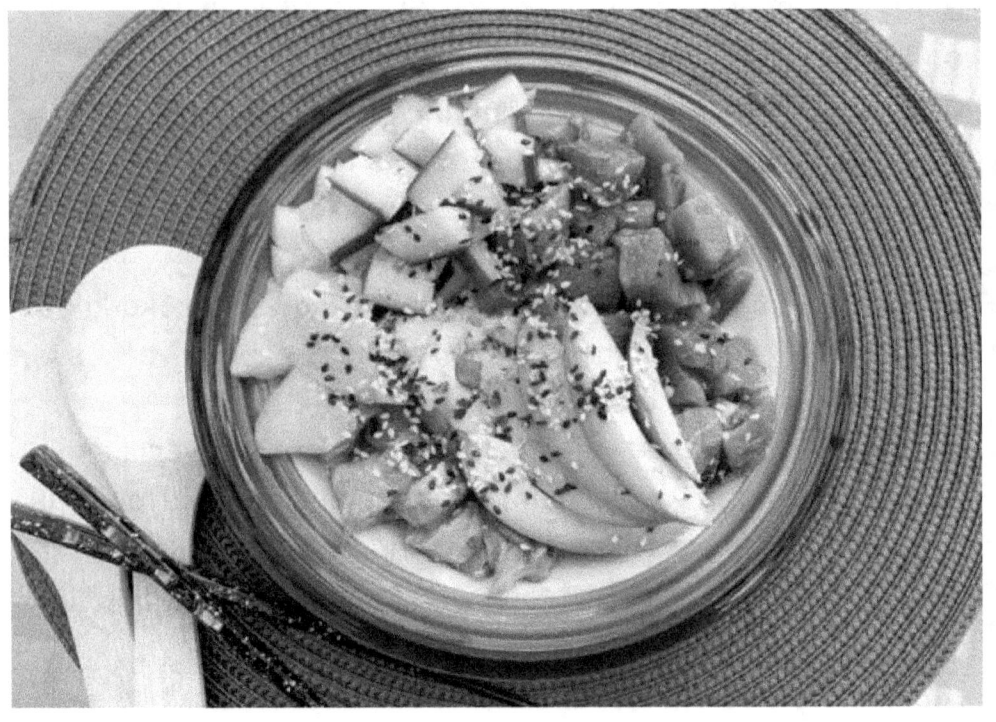

HRÁEFNI:
- 2 bollar tilbúin hefðbundin sushi hrísgrjón
- 1 stór ferskja, fræhreinsuð og skorin í 12 báta
- ½ bolli Sushi hrísgrjón dressing
- ½ tsk hvítlauks chili sósa
- Skvettu af dökkri sesamolíu
- 1 búnt af karsa, þykkir stilkar fjarlægðir

VALFRÆTT ÁFLAÐ
- Avókadó
- Lax
- Túnfiskur

LEIÐBEININGAR:
a) Undirbúið Sushi hrísgrjónin og auka Sushi hrísgrjón dressinguna.
b) Settu ferskjubátana í meðalstóra skál. Bætið við Sushi hrísgrjónasósunni, hvítlauk chili sósu og dökkri sesamolíu.
c) Hellið ferskjunum vel út í marineringuna áður en þær eru þaknar.
d) Látið ferskjurnar sitja við stofuhita í marineringunni í að minnsta kosti 30 mínútur og allt að 1 klst.
e) Bleytið fingurgómana áður en þú setur ½ bolla af tilbúnu sushi-hrísgrjónunum í hverja skál.
f) Fletjið yfirborð hrísgrjónanna varlega út.
g) Skiptið álegginu jafnt í aðlaðandi mynstur ofan á hverri skál og leyfið 3 ferskjusneiðum í hverjum skammti.
h) Berið fram með gaffli og sojasósu til að dýfa í.

88. Ratatouille Sushi skál

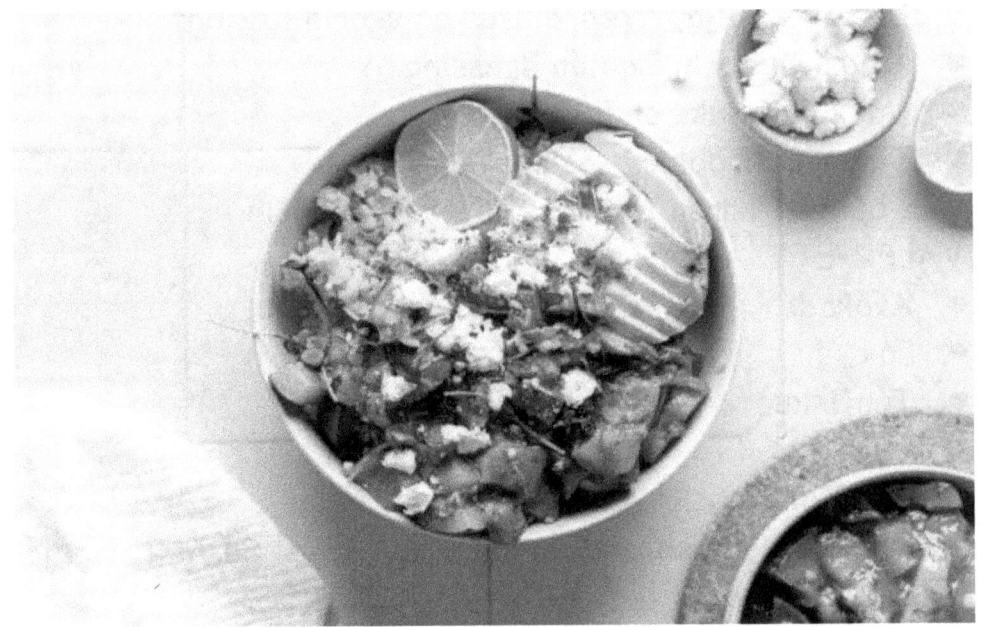

HRÁEFNI:

- 2 bollar tilbúin hefðbundin sushi hrísgrjón
- 4 stórir tómatar, hvíthreinsaðir og afhýðir
- 1 matskeið hakkað grænn laukur, aðeins grænir hlutar
- ½ lítið japanskt eggaldin, ristað og skorið í litla teninga
- 4 matskeiðar steiktur laukur
- 2 matskeiðar sesamnúðludressing

LEIÐBEININGAR:

a) Undirbúið Sushi hrísgrjón og sesam núðlu dressing.
b) Setjið Sushi hrísgrjónin, grænan laukinn, eggaldinið, steiktan lauk og sesamnúðludressinguna í meðalstóra skál og blandið vel saman.
c) Skerið toppana af hverjum tómötum í burtu og takið miðjuna úr.
d) Setjið ½ bolla af blönduðu sushi hrísgrjónablöndunni í hverja tómatskál.
e) Notaðu bakhlið skeiðarinnar til að fletja hrísgrjónin varlega út.
f) Berið tómatskálarnar fram með gaffli.

89. Stökksteikt Tofu Sushi skál

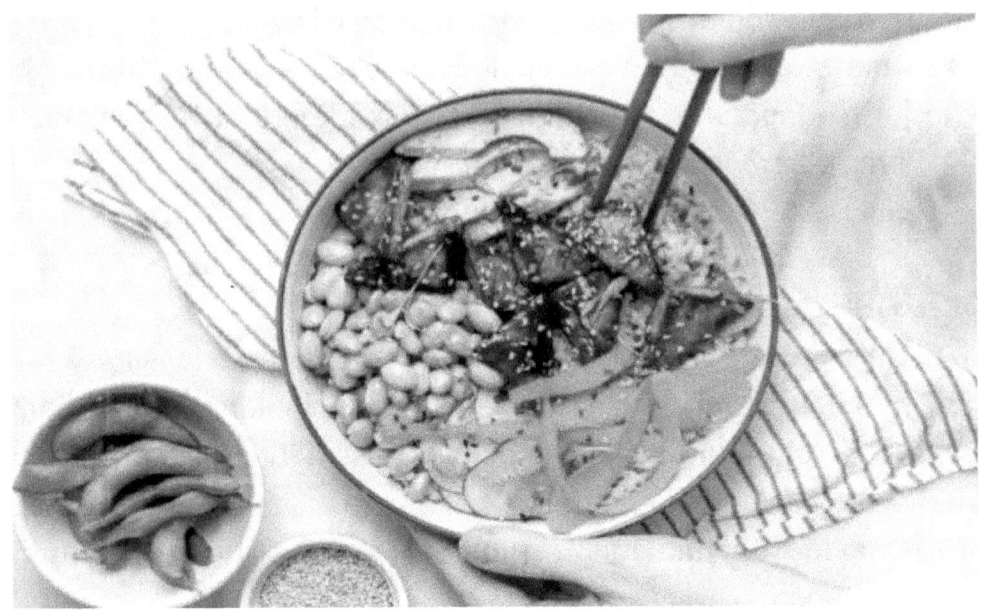

HRÁEFNI:
- 4 bollar tilbúin hefðbundin Sushi hrísgrjón
- 6 aura þétt tófú, skorið í þykkar sneiðar
- 2 matskeiðar kartöflusterkju eða maíssterkju
- 1 stór eggjahvíta, blandað saman við 1 tsk af vatni
- ½ bolli brauðrasp
- 1 tsk dökk sesamolía
- 1 tsk matarolía
- ½ tsk salt
- Ein gulrót, skorin í 4 eldspýtustangir
- ½ avókadó, skorið í þunnar sneiðar
- 4 matskeiðar maískorn, soðin
- 4 tsk hakkað grænn laukur, aðeins grænir hlutar
- 1 nórí, skorið í þunnar strimla

LEIÐBEININGAR:
a) Undirbúið Sushi hrísgrjónin.
b) Settu sneiðarnar á milli laga af pappírsþurrku eða hreinum viskustykki og settu þunga skál ofan á þær.
c) Leyfðu tófú sneiðunum að renna af í að minnsta kosti 10 mínútur.
d) Hitaðu ofninn þinn í 375°F.
e) Dýptu tæmdu tofu sneiðunum í kartöflusterkjuna.
f) Setjið sneiðarnar í eggjahvítublönduna og snúið þeim til að hjúpa.
g) Blandið panko, dökkri sesamolíu, salti og matarolíu saman í meðalstórri skál.
h) Prýstið smá af panko blöndunni létt á hverja tófú sneiðina.
i) Setjið sneiðarnar á bökunarplötu klædda bökunarpappír.
j) Bakið í 10 mínútur og snúið svo sneiðunum við.

k) Bakið í 10 mínútur í viðbót, eða þar til panko húðin er stökk og gullinbrún.
l) Takið sneiðarnar úr ofninum og leyfið þeim að kólna aðeins.
m) Safnaðu saman 4 litlum framreiðsluskálum. Bleytið fingurgómana áður en ¾ bolli af sushi hrísgrjónum er bætt í hverja skál.
n) Fletjið varlega út yfirborð hrísgrjónanna í hverri skál. Skiptið panko tofu sneiðunum á milli 4 skálanna.
o) Bætið ¼ af gulrótarstöngunum í hverja skál.
p) Setjið ¼ af avókadósneiðunum í hverja skál. Settu 1 matskeið af maískjörnum ofan á hverja skál.
q) Til að bera fram, stráið ¼ af nori ræmunum yfir hverja skál. Berið fram með sætu sojasírópi eða sojasósu.

90. Avókadó sushi skál

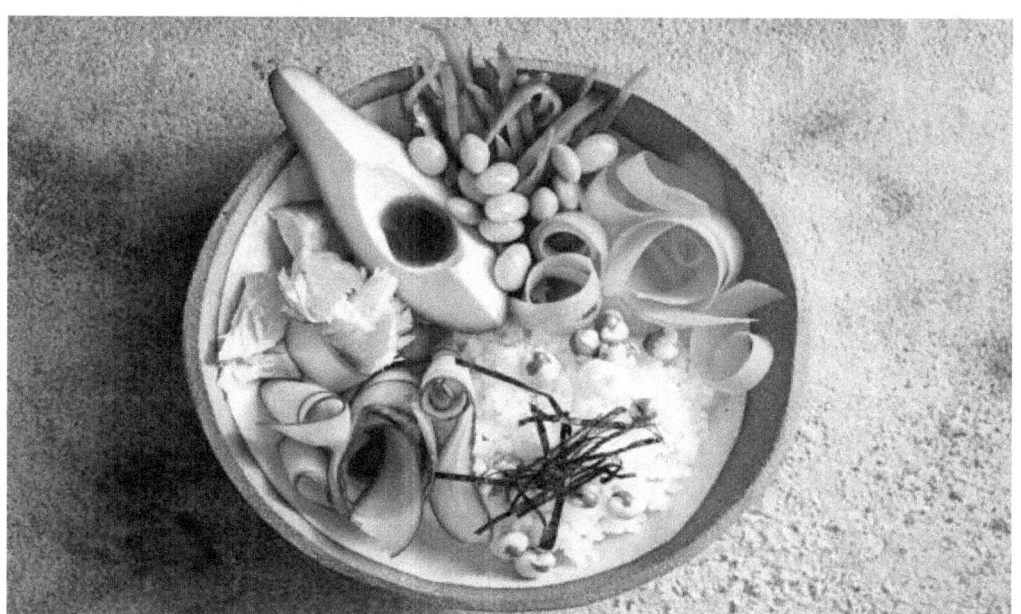

HRÁEFNI:
- 1½ bollar tilbúin hefðbundin Sushi hrísgrjón
- ¼ lítill jicama, afhýddur og skorinn í eldspýtustangir
- ½ jalapeño chili pipar, fræ fjarlægð og gróft saxuð
- Safi úr ½ lime
- 4 matskeiðar Sushi hrísgrjón dressing
- ¼ avókadó, afhýtt, fræhreinsað og skorið í þunnar sneiðar
- 2 ferskir kóríandergreinar, til skrauts

LEIÐBEININGAR:
a) Undirbúið Sushi hrísgrjón og Sushi hrísgrjón dressing.
b) Blandið jicama eldspýtustangunum, söxuðum jalapeño, lime safa og sushi hrísgrjónasósu saman í lítilli skál sem er ekki úr málmi. Látið bragðið blandast í að minnsta kosti 10 mínútur.
c) Hellið vökvanum af jicama blöndunni.
d) Bleytið fingurgómana áður en ¾ bolli af sushi hrísgrjónum er bætt í hverja skál.
e) Fletjið yfirborð hrísgrjónanna varlega út.
f) Settu ½ af marineruðu jicama ofan á hverja skál.
g) Skiptið avókadósneiðunum á milli skálanna 2, raðið hverri í aðlaðandi mynstur yfir hrísgrjónin.
h) Til að bera fram, toppið hverja skál með ferskum kóríanderkvisti og Ponzu sósu.

REGNBOGA BUDDHA skálar

91. Tofu Scramble skálar með rósakálum

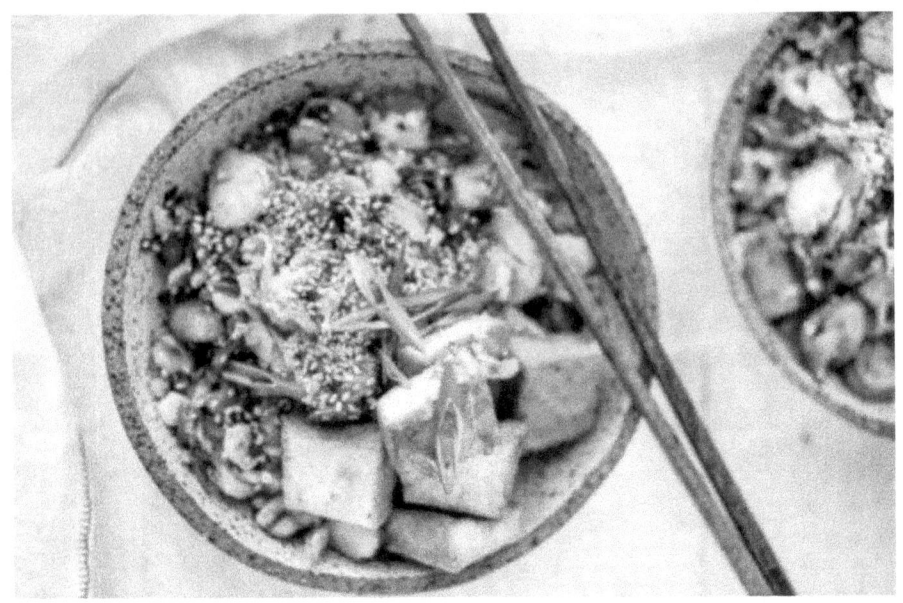

Hráefni:
- 2 bollar (140 g) fínt rifið Toskana grænkál
- ½ pund (224 g) rósakál, snyrt og rifið
- 2½ matskeiðar (37 ml) avókadó eða extra virgin ólífuolía, skipt
- Safi úr ½ sítrónu
- Kosher salt og nýmalaður svartur pipar
- 1 stór sæt kartöflu, skorin í báta
- ½ tsk paprika
- 14 aura (392 g) sérstaklega þétt tófú, pressað og tæmt
- 3 rauðlaukur, hvítir og grænir hlutar, þunnar sneiðar
- 2 matskeiðar (6 g) næringarger
- 1 tsk (2 g) malað túrmerik
- ½ tsk hvítlauksduft
- 2 avókadó, afhýdd, skorin og skorin í þunnar sneiðar
- 1 uppskrift Græn tahinisósa
- Sólblómafræ

LEIÐBEININGAR

a) Forhitið ofninn í 425°F (220°C, eða gasmerki 7).
b) Bætið grænkálinu og rósakálinu í stóra skál. Nuddið með ½ matskeið (7 ml) af olíunni og blandið saman við sítrónusafann og klípu af salti; setja til hliðar.
c) Bætið kartöflubátunum á ofnplötu og blandið með 1 matskeið (15 ml) af olíu, papriku, salti og pipar. Steikið þar til það er mjúkt og léttbrúnað, um 20 mínútur, hrærið einu sinni í hálfa leið. Á meðan undirbúið tófúið.
d) Bætið tófúinu í meðalstóra skál og brjótið í litla osta með gaffli eða fingrunum. Hitið 1 matskeið (15 ml) olíu sem eftir er í stórri pönnu yfir miðlungsháum hita. Bætið lauknum út í og steikið þar til hann er mjúkur og

ilmandi, um það bil 2 mínútur. Bætið tófúinu út í og steikið í 2 mínútur. Bætið næringargerinu, túrmerikinu, hvítlauksduftinu, salti og pipar út í og hrærið þar til það hefur blandast vel saman. Haltu áfram að elda þar til tófúið er hitað í gegn og létt brúnt, 4 til 5 mínútur lengur.

e) Til að bera fram skaltu skipta grænkáli og rósakáli á skálar. Toppið með ristuðum sætum kartöflum, spældu tofu og avókadó, dreypið síðan grænni tahinisósu yfir og stráið sólblómafræjum yfir.

92. Linsubaunir og reyktur lax Niçoise skálar

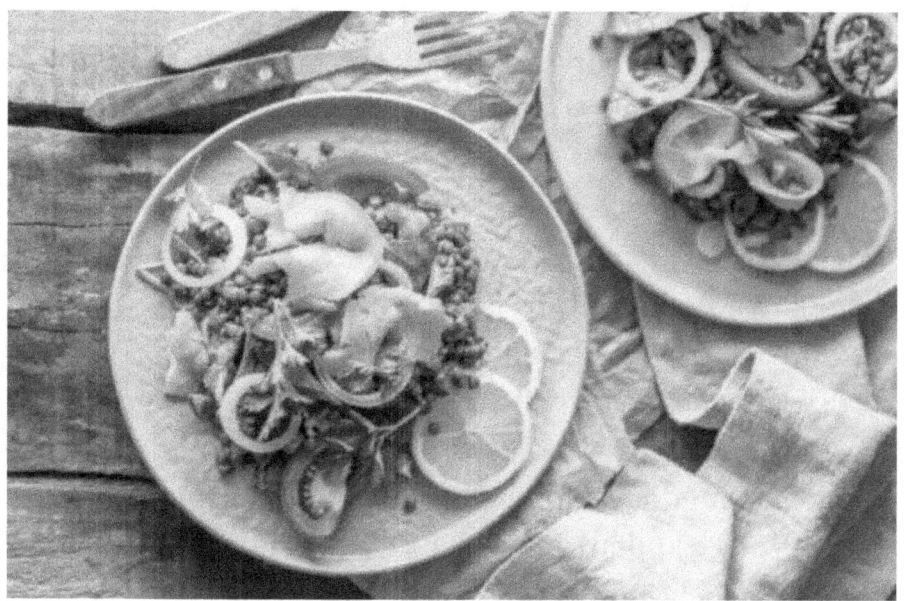

Hráefni:
- ¾ bolli (144 g) franskar linsubaunir
- Kosher salt og nýmalaður svartur pipar
- 8 kartöflur, skornar í helminga langsum
- 2 matskeiðar (30 ml) avókadó eða extra virgin ólífuolía, skipt
- 1 skalottlaukur, skorinn í teninga
- 6 aura (168 g) grænar baunir, snyrtar
- 2 pakkaðir bollar (40 g) rúlla
- 1 bolli (150 g) vínberutómatar, helmingaðir
- 8 radísur, skornar í fjórða
- 1 fennel pera, snyrt og þunnt sneið
- 4 harðsoðin egg, helminguð
- 4 aura (115 g) þunnt sneiddur reyktur lax
- 1 uppskrift Hvítvíns-sítrónuvínaigrette

LEIÐBEININGAR

a) Forhitið ofninn í 425°F (220°C, eða gasmerki 7).

b) Bætið linsubaunum og ríflegri klípu af salti í meðalstóra pönnu og hyljið með vatni um að minnsta kosti 5 cm. Látið suðuna koma upp, lækkið þá hitann í lágan og látið malla þar til það er mjúkt, um 25 mínútur. Tæmdu umfram vatnið.

c) Kasta kartöflunum með 1 matskeið (15 ml) af olíu, salti og pipar. Raðið í einu lagi á bökunarplötu. Steikið þar til það er mjúkt og léttbrúnað, um 20 mínútur. Setja til hliðar.

d) Á meðan skaltu hita 1 matskeið (15 ml) olíu sem eftir er á pönnu við meðalhita. Steikið skalottlaukana þar til hann er mjúkur, um það bil 3 mínútur. Bætið grænu baununum út í og kryddið með salti og pipar. Eldið, hrærið af og til, þar til það er aðeins mjúkt, um það bil 5 mínútur.

e) Til að bera fram, skiptið linsubaunum og rucola á milli skálar. Toppið með stökkum kartöflum, grænum baunum, tómötum, radísu, fennel, eggi og reyktum laxi. Þeytið yfir hvítvíns-sítrónuvínaigrette.

93. Reyktur lax og Soba núðluskálar

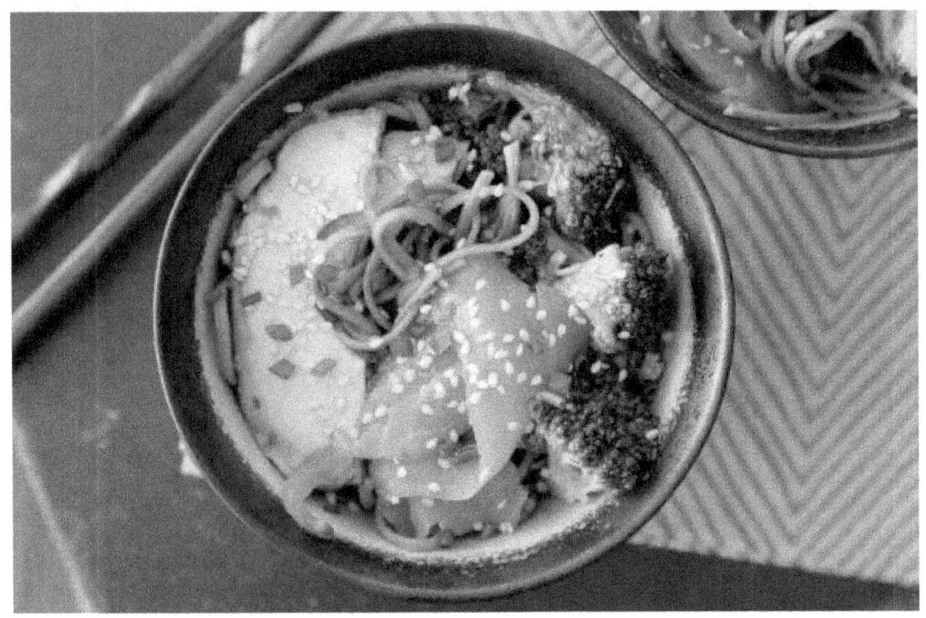

Hráefni:
- 4 matskeiðar (60 ml) tamari
- 1 matskeið (15 ml) hrísgrjónaedik
- 1 matskeið (6 g) nýrifinn engifer
- 1 tsk (5 ml) ristað sesamolía
- ½ tsk hunang
- 6 aura (168 g) þurr bókhveiti soba
- núðlur
- 1 bolli (120 g) skeljaður edamame
- 4 aura (115 g) þunnt sneiddur reyktur lax
- 1 meðalstór frælaus agúrka, afhýdd og södd
- 1 avókadó, skrælt, skorið í smátt og skorið í þunnar sneiðar
- Rifinn nori
- Rauð piparflögur

LEIÐBEININGAR

a) Peytið tamari, hrísgrjónaedik, engifer, sesamolíu og hunang saman í lítilli skál; setja til hliðar.
b) Látið suðu koma upp í stórum potti af saltvatni. Eldið soba núðlurnar samkvæmt leiðbeiningum á pakkanum. Tæmið núðlurnar og skolið vandlega með köldu vatni. Hrærið sósunni saman einu sinni enn og blandið núðlunum saman við 1 matskeið (15 ml) af sósu.
c) Til að bera fram, skiptið soba núðlunum á milli skála. Toppið með edamame, reyktum laxi, gúrku og avókadó. Stráið sósu yfir og stráið nori og rauðum piparflögum yfir.

94. Marokkóskar lax- og hirsiskálar

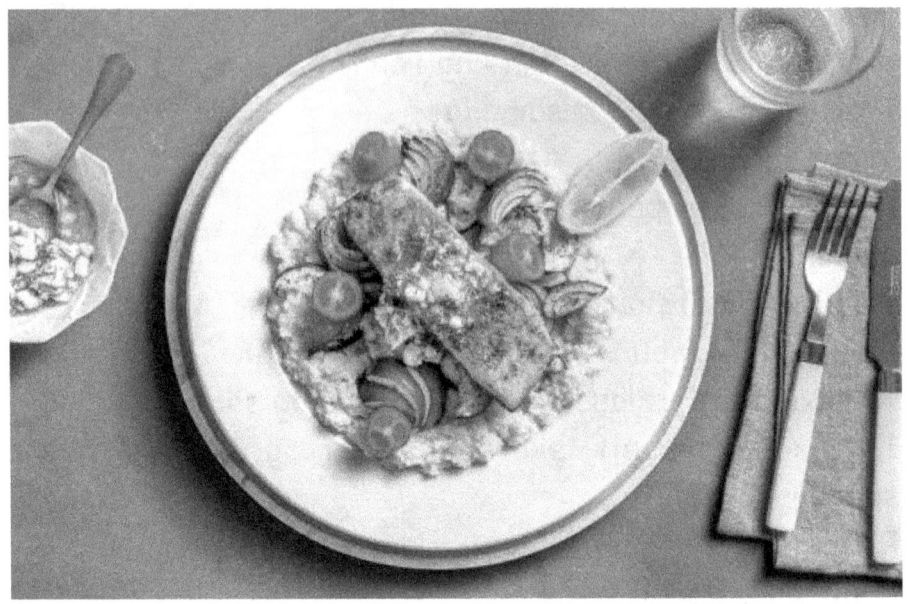

Hráefni:
- ¾ bolli (130 g) hirsi
- 2 bollar (470 ml) vatn
- Kosher salt og nýmalaður svartur pipar
- 3 matskeiðar (45 ml) avókadó eða extra virgin ólífuolía, skipt
- ½ bolli (75 g) þurrkuð rifsber
- ¼ bolli (12 g) smátt skorin fersk mynta
- ¼ bolli (12 g) smátt skorin fersk steinselja
- 3 meðalstórar gulrætur
- 1½ matskeiðar (9 g) harissa
- 1 tsk (6 g) hunang
- 1 hvítlauksgeiri, saxaður
- ½ tsk malað kúmen
- ½ tsk malaður kanill
- 4 (4 til 6 aura, 115 til 168 g) laxaflök
- ½ meðalstór ensk agúrka, saxuð
- 2 pakkaðir bollar (40 g) rúlla
- 1 uppskrift Myntujógúrtsósa

LEIÐBEININGAR

a) Forhitið ofninn í 425°F (220°C, eða gasmerki 7).

b) Bætið hirsi í stóran, þurran pott og ristið við meðalhita þar til hann er gullinbrúnn, 4 til 5 mínútur. Bætið við vatninu og ríflegri klípu af salti. Vatnið sprottnar en sest fljótt. Látið suðuna koma upp. Lækkið hitann í lágan, hrærið 1 matskeið (15 ml) af olíunni út í, setjið lok á og látið malla þar til mest af vatninu er frásogast, 15 til 20 mínútur. Takið af hellunni og látið gufa í pottinum í 5 mínútur. Þegar það hefur verið kælt skaltu hræra rifsberjum, myntu og steinselju saman við.

c) Á meðan skaltu afhýða og skera gulræturnar í ½ tommu (1,3 cm) þykka hringi. Þeytið saman 1½ matskeiðar (23 ml) af olíu, harissa, hunangi, hvítlauk, salti og pipar í meðalstórri skál. Bætið gulrótunum saman við og blandið saman. Dreifið í jöfnu lagi á annarri hliðinni á bökunarpappírsklædda bökunarplötu. Steikið gulræturnar í 12 mínútur.

d) Þeytið saman ½ matskeið (7 ml) olíu sem eftir er, kúmen, kanil og ½ tsk salt í lítilli skál. Penslið yfir laxaflökin. Takið bökunarplötuna úr ofninum. Snúið gulrótunum við og raðið laxinum á hina hliðina. Steikið þar til laxinn er eldaður í gegn og flagnar auðveldlega, 8 til 12 mínútur eftir þykkt.

e) Til að bera fram, skiptið jurtahirsi á skálar. Toppið með laxaflökum, ristuðum gulrótum, gúrku og rucola og dreypið myntujógúrtsósu yfir.

95. Tælenskar kókos karrýskálar

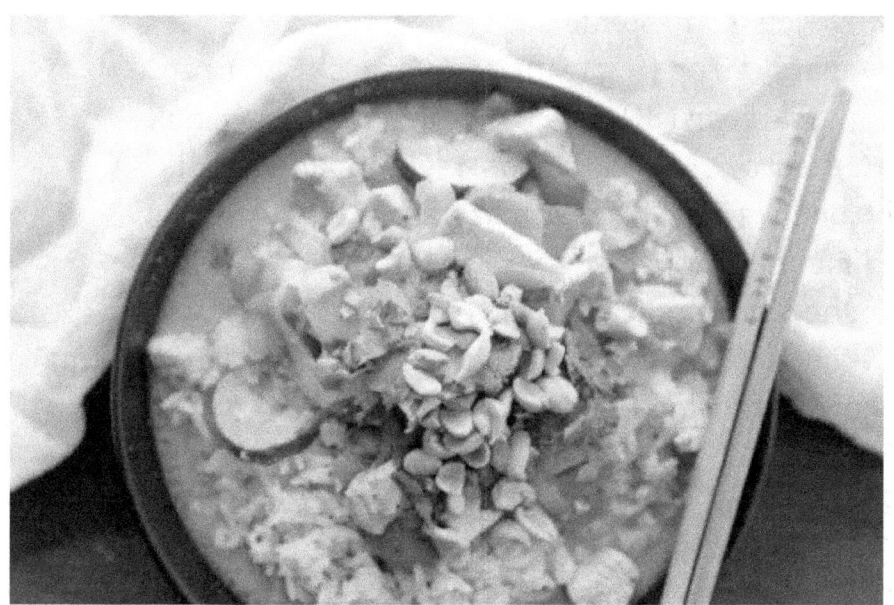

Hráefni:
- 1 matskeið (14 g) kókosolía
- 3 hvítlauksrif, söxuð
- 1½ matskeiðar (9 g) fínt saxað ferskt engifer
- 2 matskeiðar (30 g) rautt taílenskt karrýmauk
- 1 (14 aura, eða 392 g) dós ósykrað kókosmjólk
- 1½ bollar (355 ml) grænmetiskraftur
- 1 lime, skrælt, síðan skorið í báta
- Kosher salt og nýmalaður svartur pipar
- 14 aura (392 g) extra þétt tófú, pressað, tæmt og skorið í teninga
- 8 aura (225 g) grænar baunir, snyrtar
- 2 tsk (10 ml) tamari
- 1 spergilkálshaus, skorið í báta
- 16 aura (455 g) kúrbítsnúðlur
- 1 bolli (70 g) rifið rauðkál
- Ristar ósaltaðar jarðhnetur, saxaðar
- Saxaður ferskur kóríander

LEIÐBEININGAR

a) Hitið olíuna í meðalstórum potti yfir meðalhita. Bætið hvítlauknum og engiferinu út í, hrærið til að hjúpa og eldið þar til ilmandi, um 30 sekúndur. Hrærið karrýmaukinu út í og eldið í 1 mínútu lengur. Hrærið kókosmjólkinni, soðinu og limeberkinum saman við og kryddið með salti og pipar. Látið suðuna koma upp, lækkið þá hitann í lágan og látið malla í 15 mínútur. Hrærið tófúinu og grænu baunum saman við og látið malla í 5 mínútur lengur. Takið af hellunni, hrærið tamari út í og kryddið eftir smekk.

b) Á meðan skaltu gufa spergilkálið.

c) Til að bera fram, skiptið kúrbítsnúðlunum á milli skála. Toppið með tofu og grænum baunum, spergilkáli og káli. Hellið karrýsósunni yfir, stráið hnetum og kóríander yfir og bætið við smá limesafa.

96. Grænmetis Sushi skálar

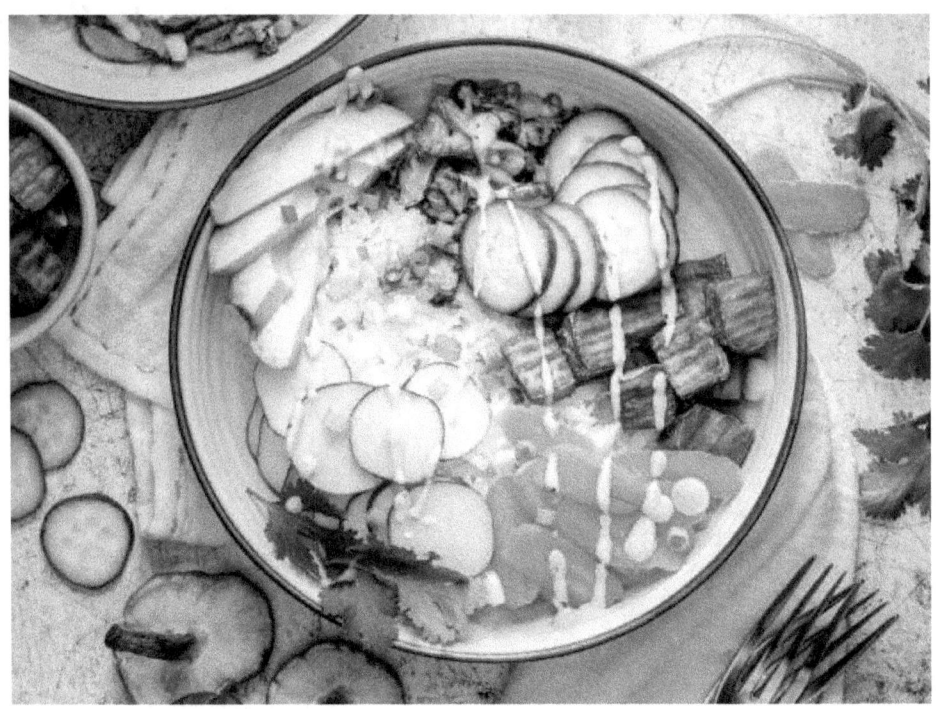

Hráefni:
- 1 bolli (165 g) hýðishrísgrjón
- 2 bollar (470 ml) auk 2 matskeiðar (30 ml) vatn, skipt
- Kosher salt og nýmalaður svartur pipar
- 14 aura (392 g) sérstaklega þétt tófú, pressað og tæmt
- ¼ bolli (60 ml) sojasósa
- 2 matskeiðar (30 ml) hrísgrjónaedik
- 1 tsk (6 g) hunang 2 hvítlauksgeirar, saxaðir
- 2 meðalstórar gulrætur, skrældar og rakaðar í tætlur
- ½ frælaus agúrka, þunnar sneiðar
- 2 avókadó, afhýdd, skorin og skorin í þunnar sneiðar
- sneið
- 2 laukar, þunnar sneiðar
- Rifinn nori
- sesamfræ
- 1 uppskrift Miso-engifersósa

LEIÐBEININGAR

a) Forhitið ofninn í 400°F (200°C, eða gasmerki 6).

b) Bætið hrísgrjónunum, 2 bollum (470 ml) af vatni og ríflegri klípu af salti í meðalstóran pott og látið suðuna koma upp. Lækkið hitann í lágmark, hyljið og eldið þar til hrísgrjónin eru mjúk, 40 til 45 mínútur. Takið af hellunni og látið gufusjóða hrísgrjónin með loki á í 10 mínútur.

c) Skerið tófúið í þríhyrninga á meðan. Þeytið saman sojasósu, hrísgrjónaedik, 2 matskeiðar (30 ml) sem eftir eru af vatni, hunangi og hvítlauk í grunnu íláti. Bætið tófúinu út í, hrærið varlega til að blanda saman og látið marinerast í að minnsta kosti 10 mínútur.

d) Raðið tófúinu í einu lagi á bökunarplötu og fargið afganginum af marineringunni. Eldið þar til botn tófúsins er léttbrúnt, um það bil 12 mínútur. Snúið tófúinu við og eldið í 12 mínútur í viðbót.

e) Til að bera fram, skiptið hrísgrjónunum á milli skála. Toppið með tofu, gulrót, gúrku og avókadó. Skreytið með lauk, nori og sesamfræjum og dreypið Miso-engifersósu yfir.

97. Blómkálsfalafel kraftskálar

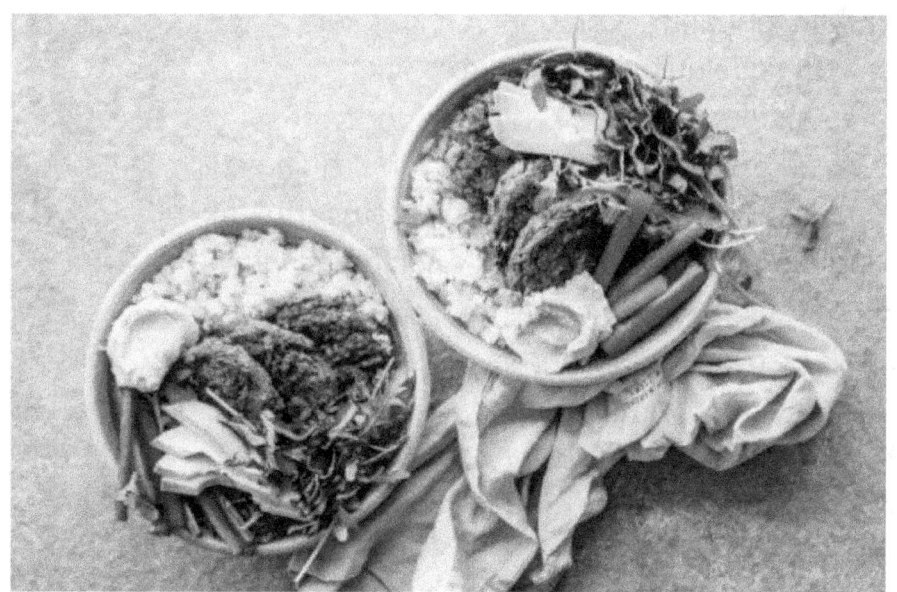

Hráefni:
- 3 bollar eða 2 (15 aura, eða 420 g) dósir kjúklingabaunir, tæmdar og skolaðar
- 1 lítill rauðlaukur, gróft saxaður
- 2 hvítlauksgeirar
- 2 matskeiðar (30 ml) nýkreistur sítrónusafi
- ½ pakkaður bolli (24 g) fersk steinseljulauf
- ½ pakkaður bolli (8 g) fersk kóríanderlauf
- 2 teskeiðar (4 g) malað kúmen
- 1 tsk (2 g) malað kóríander
- $1/8$ teskeið cayenne pipar
- Kosher salt og nýmalaður svartur pipar
- 3 matskeiðar (24 g) alhliða hveiti
- 1 tsk (5 g) lyftiduft
- 1 matskeið (15 ml) avókadó eða ólífuolía
- 16 aura (455 g) hrísgrjónað blómkál
- 2 teskeiðar (4 g) za'atar
- 2 pakkaðir bollar (40 g) rúlla
- 1 meðalstór rauð paprika, kjarnhreinsuð og saxuð
- 2 avókadó, afhýdd, skorin í sundur og skorin í teninga
- Rauðkál eða rauðrófusúrkál
- Hummus

LEIÐBEININGAR

a) Ef þú notar þurrkaðar baunir skaltu bæta kjúklingabaununum í miðlungs skál og hylja með vatni um að minnsta kosti 1 tommu (2,5 cm). Leyfðu þeim að sitja, afhjúpuð, við stofuhita í 24 klukkustundir.
b) Forhitið ofninn í 375°F (190°C, eða gasmerki 5).
c) Bætið tæmdum kjúklingabaunum, lauk, hvítlauk, sítrónusafa, steinselju, kóríander, kúmeni, kóríander,

cayenne, 1 tsk (6 g) af salti og ¼ tsk pipar í skál matvinnsluvélarinnar. Púlsaðu um það bil 10 sinnum þar til kjúklingabaunirnar eru saxaðar. Skafið niður hliðarnar á skálinni, bætið hveiti og lyftidufti út í og blandið þar til blandan hefur blandast vel saman.

d) Taktu út um 2 matskeiðar af blöndunni og rúllaðu henni í kúlu í lófum þínum. Flyttu yfir á létt smurða bökunarplötu og notaðu spaða til að fletja út í ½ tommu (1,3 cm) þykka disk. Endurtaktu með afganginum af blöndunni.

e) Bakið falafelið þar til það er eldað í gegn og mjúkt, 25 til 30 mínútur, snúið einu sinni í hálfa leið.

f) Hitið olíuna á stórri pönnu yfir meðalhita. Bætið hrísgrjónuðu blómkáli, za'atar, salti og pipar saman við og hrærið saman. Eldið, hrærið af og til, þar til blómkálið er aðeins mjúkt, um það bil 3 mínútur.

g) Til að bera fram, skiptið blómkálshrísgrjónunum og rucola á milli skálar. Toppið með falafelbollum, papriku, avókadó, súrkáli og kúlu af hummus.

98. Black Bean og Chorizo skálar

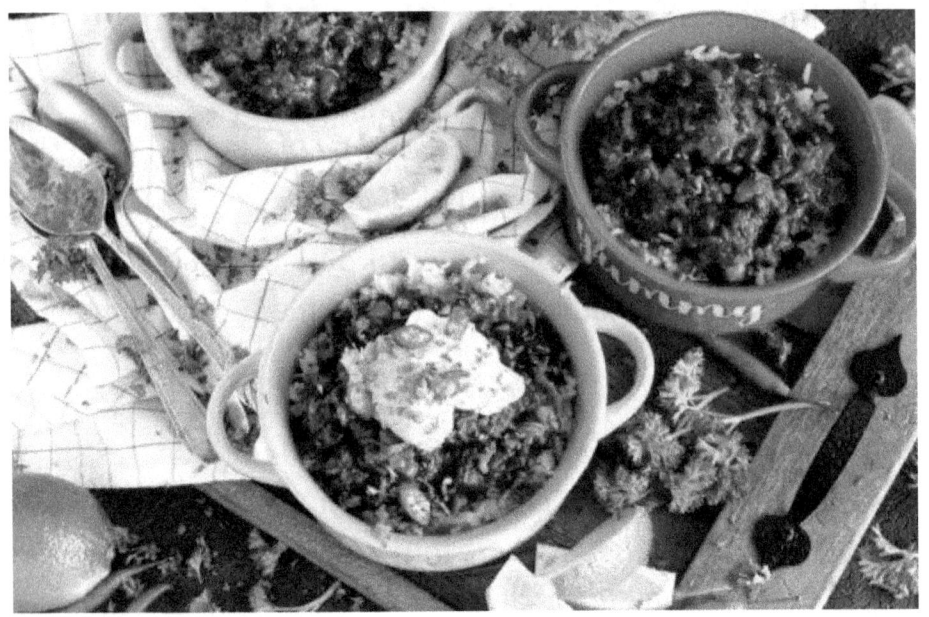

Hráefni:
- 3 bollar (90 g) barnaspínat
- 2 matskeiðar (30 ml) avókadó eða extra virgin ólífuolía, skipt
- 8 aura (225 g) hrísgrjónað blómkál
- Kosher salt og nýmalaður svartur pipar
- ¼ bolli (4 g) fínsaxað ferskt kóríander, auk meira fyrir álegg
- 8 aura (225 g) mexíkóskur chorizo eða
- soyrizo, hlíf fjarlægð
- 4 stór egg
- 1 bolli (200 g) svartar baunir, tæmdar og skolaðar
- Salsa
- ½ bolli (120 ml) avókadósósa
- Skiptið spínatinu á milli skála.

LEIÐBEININGAR

a) Hitið 1 matskeið (15 ml) af olíunni í stórri pönnu yfir meðalhita. Bætið hrísgrjónablómkálinu út í og kryddið með salti og pipar. Eldið, hrærið af og til, þar til blómkálið er hitað í gegn og mýkt aðeins, um það bil 3 mínútur. Takið af hellunni og hrærið kóríander saman við. Skiptið á milli skálanna. Þurrkaðu pönnuna hreint.

b) Hitið 1 matskeið (15 ml) olíu sem eftir er á sömu pönnu yfir meðalhita. Bætið chorizo við. Eldið, brjótið kjötið í sundur með tréskeið, þar til það er eldað í gegn og vel brúnt, 6 til 8 mínútur. Notaðu göt til að flytja chorizoinn yfir á pappírsklædda disk.

c) Lækkið hitann í lágan og steikið eggin á sömu pönnu.

d) Til að bera fram skaltu toppa skálarnar með chorizo, eggi, svörtum baunum og salsa.

e) Dreypið avókadósósu yfir og stráið auka kóríander yfir.

99. Slow Cooker Congee morgunverðarskálar

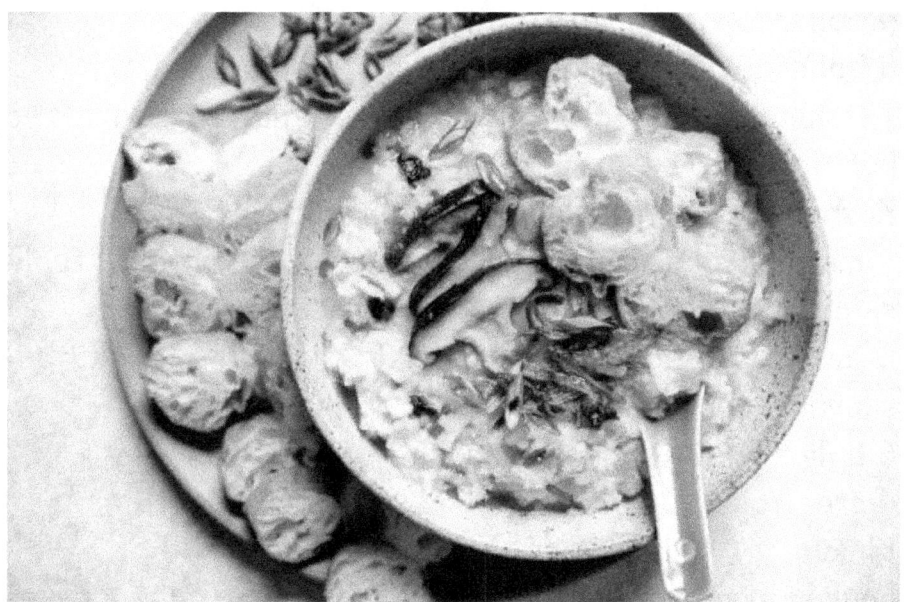

Hráefni:
- ¾ bolli (125 g) jasmín hrísgrjón
- 4 bollar (940 ml) vatn
- 3 bollar (705 ml) grænmetis- eða kjúklingakraftur
- 1 tommu (2,5 cm) stykki ferskt engifer, skrælt og þunnt sneið
- Kosher salt og nýmalaður svartur pipar
- 3 matskeiðar (45 ml) avókadó eða extra virgin ólífuolía, skipt
- 6 aura (168 g) sveppir, helst cremini eða shiitake, skornir í sneiðar
- 6 bollar (180 g) barnaspínat
- 4 stór egg
- Kimchi
- Laukur, þunnt skorinn

LEIÐBEININGAR

a) Bætið hrísgrjónum, vatni, soðinu, engiferinu og 1 teskeið (6 g) salti í 3½ lítra (3,2 L) eða stærri hæga eldavél og hrærið saman. Lokið, stillið á lágt og eldið þar til hrísgrjónin eru brotin niður og rjómalöguð, um það bil 8 klukkustundir.

b) Fjarlægðu og fargaðu engiferinu. Hrærið, skafið hliðarnar og botninn á hæga eldavélinni. Skiptið kúlunni á milli skála.

c) Hitið 1 matskeið (15 ml) af olíunni á stórri pönnu yfir meðalháum hita. Bætið sveppunum út í, kryddið með salti og pipar og steikið þar til þeir eru mjúkir, um það bil 5 mínútur. Skeið yfir steypuna.

d) Hitið 1 matskeið (15 ml) af olíu í sömu pönnu yfir meðalhita. Bætið spínatinu út í og eldið, hrærið af og til, þar til það er aðeins visnað, um það bil 2 mínútur. Skiptið spínatinu á milli skálanna.

e) Hitið 1 matskeið (15 ml) sem eftir er af olíu á sömu pönnu og steikið eggin.

f) Bætið eggjunum í skálarnar af congee og toppið með kimchi og lauk.

100. Bókhveiti og svartbauna morgunverðarskálar

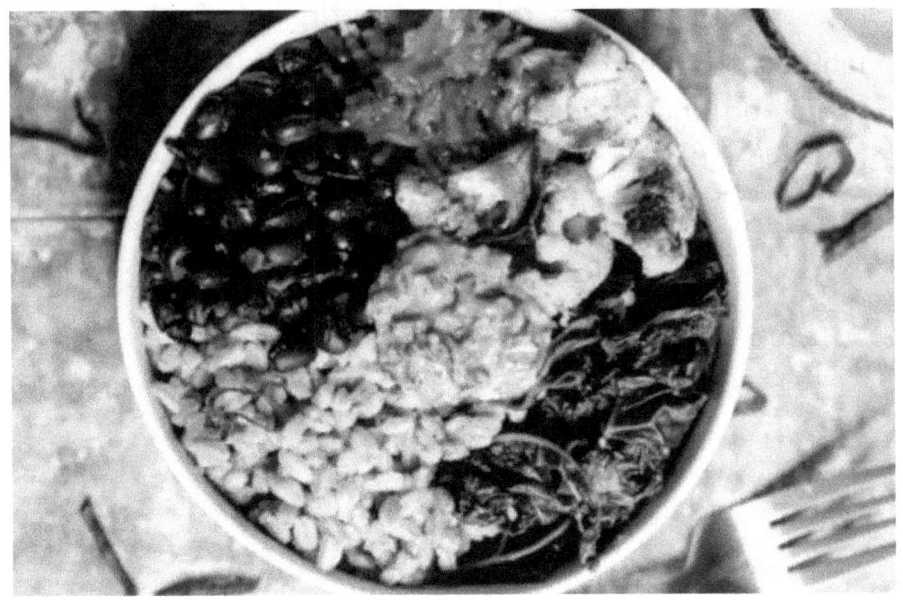

Hráefni:
- ¾ bolli (125 g) kasha bókhveiti
- 1 1/3 bollar (315 ml) vatn
- ½ matskeið (7 g) ósaltað smjör
- Kosher salt og nýmalaður svartur pipar
- 4 bollar (520 g) gufusoðið grænkál
- 1½ bollar (300 g) eða 1 (15 aura, eða 420 g) dós svartar baunir, tæmdar og skolaðar
- 4 harðsoðin egg
- 2 avókadó, afhýdd, skorin og maukuð
- 1 vatnsmelóna radísa, þunnar sneiðar
- Mikið feta
- 1 uppskrift Miso-engifersósa
- sesamfræ
- Aleppo pipar

LEIÐBEININGAR

a) Blandið saman bókhveiti, vatni, smjöri og ríflegri klípu af salti í meðalstórum potti. Látið suðuna koma upp, lækkið þá hitann í lágan, lokið á og látið malla þar til það er mjúkt, 15 til 20 mínútur.

b) Til að bera fram skaltu skipta bókhveitinu á milli skála. Toppið með gufusoðnu grænkáli, baunum, sneiðum harðsoðnu eggi, avókadó, radísu og feta. Dreypið miso-engifersósu yfir og stráið sesamfræjum og Aleppo pipar yfir.

NIÐURSTAÐA

Þegar við ljúkum ferð okkar í gegnum "REGNBOGASKÁLAR GLEÐINAR," vona ég að eldhúsið þitt sé orðið griðastaður lita, bragðs og næringar. Þessi matreiðslubók er ekki bara safn uppskrifta; þetta er hátíð gleðinnar sem kemur frá því að bragða á hollum og ljúffengum máltíðum sem stuðla að heilbrigðari og líflegri þig.

Þakka þér fyrir að taka þátt í þessari könnun á bragði, litum og gleðinni sem fylgir því að næra líkama þinn. Megi þessar skálar verða fastur liður í matargerðarlistinni þinni og færa ekki bara næringu heldur einnig ánægjutilfinningu í daglegu máltíðirnar þínar.

Þegar þú smakkar síðustu skeiðarnar af þessum skálum gætirðu verið minntur á að gleði er að finna í hverjum bita og vellíðan er ferðalag sem byrjar með valinu sem við tökum í eldhúsinu okkar. Hér er til gleði að næra líkamann, eina litríka skál í einu. Hamingjusamur og hollur matur!

www.ingramcontent.com/pod-product-compliance
Lightning Source LLC
Chambersburg PA
CBHW071322110526
44591CB00010B/984